發現台灣公衛行腳

十大公衛計劃紀實

發現台灣公衛行腳
十大公衛計劃紀實

【再版序】　最珍貴的公衛教材　　　　　　　葉金川　　006

【初版序一】　永不止息的傳承　　　　　　　陳柯秀貞　　009

【初版序二】　仿效前人，期勉來者　　　　　林瑞雄　　013

【初版序三】　懷念公衛大師陳拱北教授　　　葉金川　　015

【編輯後記】　去看神仙小企鵝上岸歸巢　　　葉雅馨　　248

1 根除瘧疾
傳染病防治史　最卓越的成就　　　　　詹建富　　021

2 甲狀腺腫防治
食鹽加碘一舉奏效　樹立社區試驗典範　黃靜宜　　041

3 烏腳病防治
追查烏乾蛇原鄉　讓悲歌從此中輟　　　李淑娟　　061

4 婦幼衛生
為國民健康扎根　為公共衛生奠基　　　楊惠君　　087

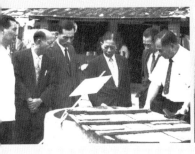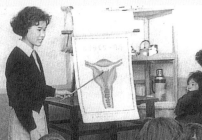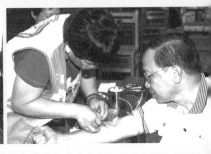

5 家庭計畫
節育績效達百分百　人口結構成功轉型　　　　林進修　　113

6 預防接種
成功遏止傳染病威脅　邁向衛生大國新考驗　　吳佩蓉　　131

7 基層衛生建設
守護國民健康　扎根公共衛生　　　　　　　　張耀懋　　159

8 精神醫療
走過人間煉獄　樹立人道指標　　　　　　　　林秀美　　177

9 B肝防治計畫
肝炎聖戰對抗國病　台灣經驗傲視全球　　　　吳佩蓉　　201

10 全民健康保險
台灣最大社會工程　具體實現公平正義　　　　張耀懋　　225

最珍貴的公衛教材

文／葉金川（陳拱北預防醫學基金會董事長）

《發現台灣公衛行腳》這本書在2001年初版，最近陳拱北預防醫學基金會想要改版、重寫，但後來還是決定以「再版」方式處理，主要原因是：

第一，這本書是記錄公元2000年在慈濟大學舉辦的「本世紀台灣重大公共衛生計畫研討會」，當時國內的公衛重量級人物都有出席這個研討會，像是李明亮、楊志良、石曜堂、林瑞雄、陳建仁……等；如果改寫的話，可能會把這個研討會的痕跡抹去，這是我們最不希望的。

第二，就是陳拱北夫人陳柯秀貞女士寫了一篇序「永不止息的傳承」，這篇序讀來非常動人，陳拱北教授的事蹟和精神歷歷在目。從情感的角度來看，這篇序賦予這本書的意義，其重要性並不輸給內文；如果重新改寫，新的內容未必能夠傳達這種一脈相承的精神與氣氛，可能會失去書中原本的傳承意義。

第三，也是非常重要的一點，就是這將近二十年來，在台灣的公衛史上，並未出現可與這十項相提並論、具有國際化格

局，或者具有典範意義的公衛主題。

　　細數最近二十年中還稱得上稍具代表性的，例如我國曾參與世界衛生大會，不過，這也因為名稱上使用的是「中華台北」而具有爭議性；另外在國際衛生方面，台灣做得很好，這對台灣的衛生來說是件大事，但它並不是一個在「國際上」具有影響力的議題。此外，「國產疫苗」和生技產業發展算是台灣的一大突破，但是從國際眼光來看，並不算是一項突出的成就。

　　想來想去，唯一我們做得很好的是「菸害防制」，但是以世界衛生組織的評分，台灣只能獲得69分，只能算是中段班；如果跟「Ｂ型肝炎防治」、「全民健保」等主題相較，實在不能相提並論。

　　根據以上的考量，與其改寫新書，還不如保留原書的內容，所以我們決定把書型外觀重新編排、增添些照片，內容則不做更動。

　　本書由陳拱北預防醫學基金會出資再版。陳拱北預防醫學基金會主要的活動包括每年舉辦一個大型的公衛講座，邀請世界級的大師來台演講，也補助公衛系的醫學生進行公衛研究與工作，以及相關的宣導。

　　基金會所代表的意義就是公衛精神，陳拱北教授之所以被稱為「台灣公衛之父」，不僅僅是因為他在世時所做的事，更重要

的是他對後進的栽培。他就像一個播種的人,把公衛的種子埋進學生的心裡,讓我們能夠持續為台灣的公衛成果付出努力。

「公衛教育」看起來是一種軟性、潛移默化的行為,但影響力卻是無遠弗屆的。陳拱北預防醫學基金會就是繼續在做這樣的事,我們這些曾經在師恩中如沐春風,後來經歷過公衛大風大浪的學生們,幾十年來對於這樣的過程感受很深;也很感謝陳拱北教授的家人繼續出資支持本基金會的運作,讓這股無形的能量能繼續傳承下去,繼續為台灣的未來注入一股穩定的力量。

讓我們藉由本書的再版,向永遠的陳拱北老師致意!

（2019年9月）

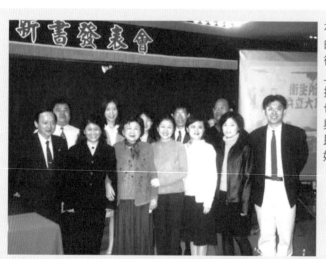

在2001年出版的《發現台灣公衛行腳》發表會上,陳師母(前排左起第三位)也親自到場參與,並和總編輯民生報李淑娟和她的團隊合影。

永不止息的傳承

文／陳柯秀貞（陳拱北預防醫學基金會前董事）

　　喜聞策劃許久的「發現台灣公共衛生行腳」乙書終將出版了，更高興的是，這本書能以陳拱北預防醫學基金會名義出版。自台北市衛生局局長葉金川在電話中邀我寫序後，內心即充滿了感動，一時真不知從何著筆；心想，先夫拱北與我何其有幸，能有如此的良師益友？在他們的協助與支持下，有如此多的後進持續投入公共衛生領域效力，讓拱北生前念茲在茲，為提升台灣全民健康的心願，得以永不止息地傳承下去。

　　憶起1978年初，癌症病魔開始纏上拱北時，他已無法言語，仍不時發出痛苦與不安的歎息；我知道，在他清晰的腦海裡，還有太多公共衛生的想法與計畫未完成。我強忍不捨與悲傷，對他承諾：「雖然我從未過問你的工作，卻能了解你的心意；對於你未完成的理想與研究，我會拜託友人與學生們成立基金會，繼續為台灣公共衛生打拚……。」而陳拱北預防醫學基金會至今仍能持續、穩健地運作，要感謝的人真是太多了。我謹代表先夫拱北，為這記錄台灣過去重要公共衛生成果的書

籍為序，也在此對所有愛護與支持拱北和這個基金會的友人們，再次致以最誠摯的謝意。

當年拱北捨臨床，走上公共衛生這條路，足跡遍布海內外，因而自與他結褵以來，我們一向聚少離多；做為傳統禮教束縛下的婦女，我只有全力持家、侍親、教子，讓他無後顧之憂；而個人也從無怨無悔，至今仍深以拱北為榮。因為公共衛生的成就，是國家經建發展的基石；如同拱北生前常說的，他的工作成就，原非來自於個人收入，而是如何提升台灣人的健康與壽命。

拱北當初全力投入的公共衛生工作，特別是在甲狀腺腫及烏腳病防治上，從今日看來，均已具成效，這也是所有公衛同仁共同成就的驕傲。1971年台灣退出聯合國，拱北也因而辭去世界衛生組織顧問一職，更全心為自己國家的公共衛生及研究賣命，致力於台灣空氣、水質及環境汙染的調查。今日全民健康保險所以能順利開辦，主要得力於當年群體醫療執業中心所打下的深厚基礎；這也是當年拱北一心期盼普及醫療、保健、照護理念的具體實踐。猶記當年，在多方努力、協調之下，很快獲得了亞洲基金會的經費贊助，並得到衛生署、農復會的政策支持，但仍耗費了二年多時間，才在北縣貢寮鄉澳底村設立了國內第一座群體醫療執業中心。可惜造化弄人，在澳底群醫中心開幕當天，拱北卻病在床，無法目睹他全力推動的計畫實

現；為此，我至今仍抱憾不已。但台灣終在二十世紀末，全面開辦全民健保，拱北當時一心追求的保障全民健康心願，也總算落實了。我想，拱北在天之靈，也會感到欣慰的。

其實，在這人人想賺錢的時代，公共衛生可謂是吃力又不討好的工作。記得1973年暑期，台北女青年會（YWCA）組織了「山城之友」山地服務隊，廣召各大醫學院校學生，前往苗栗縣泰安山地鄉從事衛生教育宣導活動。當時我是YWCA董事，也是社會服務部主任委員，因而以活動的主辦單位主委立場，期盼拱北能帶台大醫學生參與。

那次服務隊成軍，除了台大學生外，也召募到北醫、國防等醫學院高材生一起下鄉，為當地居民進行衛教宣導及醫療服務。這是我第一次有機會與拱北共事，也因而更深刻體會他對工作投入、執著的情形。那時城鄉的貧富差距很大，公共衛生之旅所到之處，皆是窮鄉僻壤，環境之簡陋與不便，令人印象深刻。讓我驚訝的是，這些天之驕子憑著熱忱與使命感，不畏困難，他們安步當車，以天為帳，席地成眠，那分對工作的專注與用心，讓人由衷地動容！

如果說，拱北對國內的公共衛生有所貢獻與成就，這絕不是奇蹟，而是一步一腳印換來的。他對公衛現況、問題的癥結，瞭若指掌，對未來公衛的建設，有清楚的方向與方針；而其理念的實現，則憑藉的是對公共衛生的執著，讓他面對困

境，猶能不屈不撓。令人欣慰的是，在拱北身後多年，1993年中華民國醫療奉獻獎最崇高的獎項特殊奉獻獎，居然出乎意料地頒給拱北，並譽為「台灣公共衛生之父」，讓我既感動又感慨。除了拱北聽不到掌聲外，真正讓我關心的是，如果拱北的獲獎，能吸引更多後進對公共衛生的投入，這分意義，將遠大於他所獲得的殊榮。

其實，台灣經濟發展所衍生新的公共衛生問題，還有許多是拱北想做而未做的，諸如他生前即已預測即將到來的老人問題、癌症防治及空氣、水質及環境等三大汙染議題；這一切、一切，仍有待更多的醫療、公衛與環保的後進們共同努力。

「發現台灣公衛行腳」乙書出版，是每一位對公衛抱著熱忱與使命感的有心之士，一點一滴的努力成果；這些紀錄對後生晚輩而言，不僅是認識歷史的憑藉，更重要的是，期望這本書能讓大家瞭解：我們今日所享的果實，是前人如何辛勤耕耘所換來的；更希望啟發更多有志者投入，這些心血都能在未來開花結果，代代相傳，永不止息。

（本文為2001年3月初版序）

仿效前人，期勉來者

文／林瑞雄（陳拱北預防醫學基金會前董事長）

「台灣錢淹腳目」，台灣的經濟奇蹟舉世矚目，但沒有公共衛生的奇蹟，就沒有今日富庶的台灣；因此，台灣公共衛生的成就，實為奠定台灣經濟發展的基石。

台灣公共衛生的發展，大致可分為以下幾個重要的階段：

1950年代之前，台灣處於戰亂時期，所以1950年代以後，台灣的公共衛生才算起步。此時，也開始獲得來自世界衛生組織及聯合國兒童基金會補助，展開全省撲瘧計畫、砂眼防治、結核病防治及改善環境衛生等工作。

1951年開始，國內有了較完整的死亡統計，而台大公共衛生研究所也正式成立，結合學術界和衛生界，共同投入台灣公共衛生的建設。

1959年成立「台北公共衛生教學示範中心」，由台大醫學院、台灣省衛生處及台北市政府合辦，除了負責國內公共衛生機構人員的訓練、指導醫學院學生的實習及城中區衛生所業務外，也常有國外衛生人員專程到此接受訓練。在第一任中心主

任許子秋、第二任主任陳拱北教授領導下，該中心成為蜚聲國際的知名公共衛生研究及執行單位；此中心不僅培育了無數公衛人才，亦開啟了台灣公共衛生國際交流的門戶。

1965年瘧疾根除，代表傳染病已獲得較佳的控制，而家庭計畫亦從此時正式展開。

1965年到1970年，台灣公共衛生最重要的轉型期，慢性病逐漸取代傳染病，成為公共衛生新課題。

1971年台灣退出聯合國，自此，台灣的公共衛生便脫離國際社會。

值此邁入二十一世紀之際，除了緬懷陳拱北、許子秋、許世鉅、顏春輝等公共衛生前輩們在二十世紀中，為這片土地所做的貢獻外，在新世紀裡，我們要積極落實的是，讓台灣重返國際舞台，將我們在這塊島上所做的一切努力，讓全世界都知道。

此書對公共衛生發展的軌跡及前人奮鬥的精神，做了完整的回顧，也試圖讓讀者了解：前人如何從篳路藍縷中，創造出台灣的公共衛生奇蹟。新的世紀來臨，期待大家再度攜手，共創另一個新的奇蹟。

（本文為2001年3月初版序）

懷念公衛大師陳拱北教授

文／葉金川（前台北市衛生局局長）

　　在告別千禧年前夕，台灣公共衛生學界在慈濟醫學暨人文社會學院舉辦了一場「本世紀台灣重大公共衛生計畫研討會」。當時，三百餘位公衛界人士齊聚一堂，好不熱鬧。李明亮校長在開幕致詞中指出：「公共衛生的精神，在於濟弱扶傾，發揚社會公義。百年來，台灣公共衛生學界及業務人士，不忮不求，勇猛精進，相互輝映，也為廿世紀寫下台灣社會不朽的歷史篇章。」

　　現任台大公衛學院院長陳建仁則以「台灣公共衛生的跨世紀回顧與展望」專題報告開場，可謂提綱挈領的力作，隨後十項主題一一登場：基層衛生建設、環境衛生、地方甲狀腺腫、家庭計畫、婦幼衛生、精神醫療保健、烏腳病防治、根除瘧疾、B肝防治、預防接種等。這些穿越時空的歷史回顧，由相關專家學者口中道來，讓人強烈感受到巨大的時空變化，也看到了公共衛生前輩篳路藍縷，引領我們走向已開發國家之林。

　　時任衛生署副署長的楊志良教授，是促成這項研討會的幕

後功臣之一。他答應由衛生署補助經費，民生報醫藥新聞版也願意以寶貴的版面，連續登載這十項公衛發展和成就，讓國人更深一層地體認到：公共衛生為台灣發展所奠定的基石，意義非凡。而公共衛生學會理事長宋鴻樟、國家衛生研究院主任石曜堂、慈濟公共衛生系主任蕭正光、教授林芸芸等的玉成，都是促成這項百年一見的盛會所不可少的動力。

老實說，為了籌辦這場學術研討盛會，光是主題的選擇和報告人的安排上，就有許多意想不到的困擾。公共衛生講究的是團隊精神，要選定議題，再針對各領域邀請具代表性的專家，讓歷史不偏不倚地重現，的確要有高度的智慧。所幸，我們託負的每一位報告人多能不負眾望，客觀而忠實地把歷史還原，讓後輩、學子看到、也學到教科書中無法呈現的活生生史料。

2000年初，楊志良、石曜堂、江東亮、李淑娟與我聚會商量，決定由陳拱北預防醫學基金會出資，將這些珍貴的歷史片斷整理出書；一方面藉以向公共衛生的先進致敬，一方面也期藉此勉勵後輩，繼承前人足跡，銜公衛使命，整合醫藥、公共衛生發展的方向，為台灣更美好的未來打拚。

誰知道，這個出書的決定，竟是一連串苦難和麻煩的開始。李淑娟主任押著民生報醫藥新聞組全體同仁擔綱演出，氣勢非凡；可是，醫藥版同仁頭家加夥計，也不過八人，張耀懋

和吳佩蓉還分配到二篇，好不可憐。記者們一碰到我，總是以水深火熱、煎熬度日等抱怨代替問候；我終於有了新的結論：要害一個朋友，就讓他寫書吧！這個心願，一定會圓滿達成。

有了「苦主」，接下來的考驗是選題。本書原本選定十個主題：烏腳病防治、根除瘧疾、甲狀腺腫防治、預防接種、家庭計畫、基層衛生、婦幼衛生、精神衛生、肝炎防治及環境衛生；但這一年來，預防保健又有新的進展；如聯合國世界衛生組織宣布西太平洋地區根除小兒麻痺，相對地，「環境衛生」進展並非如預期中理想，空氣汙染的防治固然有顯著的進步，但水汙染防治與廢棄物處理都不如預期，這與政府成立環境保護署的腳步太慢有關；當然，這也是當初政策延遲所造成。雖然早期的家戶衛生對疾病防治的貢獻，確值得一提，但事實上，我國在環境保護的推動比社會的實際需要晚了一、二十年，也落後先進國家許多；以較嚴格的標準來看，「環境衛生」這一章在上述考量下，就不得不割捨了。

反過來說，全民健康保險是台灣有史以來，影響最大、牽涉國民權益最深、最重要的社會政策，而此一健保制度的設計和推動，均是由一群公共衛生界的專家學者參與規畫和執行；目的在保障國民獲得適切的醫療照護，與公共衛生目標不謀而合，而全民健保制度確已成為公共衛生不可或缺的一環；幾經討論，我們決定加上「全民健保」這個主題。

　　部分編輯委員也建議，「菸害防治」應列為主題之一，但菸害防治法實施至今不過三年，雖然菸酒稅法已加列菸品健康福利捐，成年人口的吸菸率也在逐年下降中，台灣的菸害防制從行動到立法，確實跨出了一大步；然而，與其他歷經半世紀耕耘方有成的主題比起來，菸害防治工作恐怕還有漫漫長路要走；目前談成就實言之過早。

　　另外，編輯委員在討論過程中，日據時代的鼠疫防治、天花防治、鴉片斷禁及引進西洋醫療等，俱為台灣醫療、乃至社會發展的關鍵衛生政策，值得推崇。尤其在醫療建設方面，包括成立台灣病院（台大醫院前身）、建置十一大省立醫院等，在當時都是很重要的進展，奠定了日後台灣醫療體系的根基。然而，因史料蒐集耗時費力，礙於種種條件限制，未將之單獨成立章節，但無可否認的，這一時期的確是台灣公共衛生萌芽的重要里程碑。

　　本書起草初期，因為事前未經充分溝通，對於書的定位和基調看法不一，於是八位記者各顯神通。「初胚」完成後，由於格式出入太大，說實在的，很難編成一本書；只好商請衛生局相關業務同仁幫忙，每個人負責補足一篇內容，統一書寫格式，最後再由李淑娟主任主筆斧正，終成現在的面貌。在此要對民生報醫藥新聞組全組記者及衛生局相關同仁，表達最高的敬意，感謝您們對本書的付出，現在我們共同的心血終於完成了。

其實，當初不計一切代價，堅持出版本書的動機之一是，為公共衛生前輩陳拱北教授一生的奉獻事蹟，留下一些紀錄。陳教授生前致力推動各項公共衛生業務，再不趕快整理，將來想要蒐集將益增困難。雖然，我有幸在陳教授生命中最後三年與他共事，但對於較早期的烏腳病與甲狀腺腫防治工作，很遺憾地，我也不甚清楚；陳建仁教授、吳新英教授與陳拱北教授當年共同進行癌症地方分布調查研究，這也是後來陳建仁教授等在癌症流行病學與分子生物學發展的前趨，我想，他對前輩的了解和孺慕應比我更深。

感謝陳拱北預防醫學基金會董事長林瑞雄教授，一口答應負擔本書出版經費，相信這個代價是值得的。但願本書能留給在公共衛生崗位上努力的同仁、有志於公共衛生的晚輩，一頁頁教科書上看不到的珍貴教材。

謹以此書獻給我們懷念的公共衛生大師陳拱北教授。

（本文為2001年3月初版序）

根除瘧疾

傳染病防治史最卓越的成就

詹建富

1965年，世界衛生組織（WHO）正式授證，宣布台灣為瘧疾根除地區，這不僅是我國傳染病防治史上最卓越的成就之一，更是台灣公共衛生史上重要的里程碑。

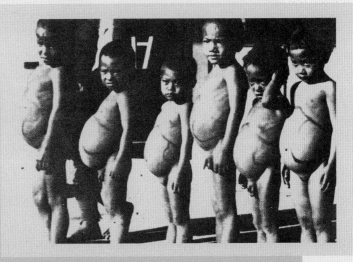

台灣山地村落因感染瘧疾原蟲導致脾臟腫大的兒童，留下難得一見的珍貴鏡頭（圖片來源／衛生福利部疾病管制署出版之《臺灣撲瘧紀實》）。

早在人類之前，蚊子便已存在這個地球上，而「人蚊大戰」說來也已數千年歷史了。根據昆蟲學研究，全世界約有2500種蚊子，而在台灣，就有130多種，其中有55種會叮人。

瘧疾在台灣

最為國人所熟知的蚊子，有家蚊、黑斑蚊及瘧蚊等。以三斑家蚊為例，牠正是早期血絲蟲病及日本腦炎的病媒；埃及斑蚊及白線斑蚊是傳染登革熱的禍首；而瘧蚊則是瘧疾肆虐的禍首。全世界300多種瘧蚊中，台灣就有15～16種，尤以矮小瘧蚊（Anopheles minimus）及中華瘧蚊（Anopheles sinensis）為最主要的傳染源。

時任國防醫學院預防醫學研究所所長的蕭孟芳分析，瘧疾大多由雌瘧蚊所傳播，但也可能透過輸血、器官移植而傳染。當具有感染力的瘧蚊叮咬人類時，在唾液腺內的瘧原蟲生殖芽孢，會經血液循環進入人體肝臟，經過分裂而形成裂殖子，待成熟後，成為裂殖蟲，並開始攻擊人的紅血球；患者會出現畏寒、發燒、出汗等症狀，感覺忽冷忽熱，因而引發劇烈顫抖，不自主地「打擺子」起來。這也正是瘧原蟲破紅血球而出，尋找下一個攻擊目標的時候。而隨著瘧原蟲與瘧疾發作周期不同，瘧疾又分為間日瘧、三日瘧、卵形瘧與惡性瘧四種類型。

1940年代出生的台灣人，大多經歷過或耳聞過俗稱「打擺子」的瘧疾威力。1965年，世界衛生組織（WHO）正式授證，宣布台灣為瘧疾根除地區，台灣從此擺脫瘧疾的威脅。這不僅是我國傳染病防治史上最卓越的成就，更是台灣公共衛生史上重要的里程碑。瘧疾防治工程的成功，不僅拯救了數以萬計的生命，也避免了難以估計的社會損失。前衛生署長張博雅即曾表示，當年若未及時根除瘧疾，就沒有後來50～60年代的經濟起飛，更別說創造台灣的「經濟奇蹟」了。

雖然台灣光榮地締造了打敗瘧疾的紀錄，但是，即便在21世紀，瘧疾問題仍未根絕。根據世界衛生組織統計，地處熱帶及亞熱帶的亞洲、拉丁美洲和非洲撒哈拉沙漠以南地區，仍不時爆發瘧疾疫情。全球曾感染瘧疾的人口，少說也有兩億，而且每年至少有200萬人死於瘧疾。由於交通工具進

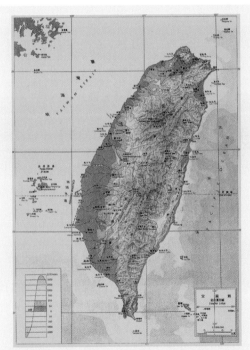

台灣瘧疾分布實況圖（圖片來源／衛生福利部疾病管制署出版之《臺灣撲瘧紀實》）。

步，國際往來頻繁，台灣雖能在60年代早期就完全撲滅瘧疾，但是透過各國人民頻繁的來往互動，從境外移入，特別是自東南亞與大陸移入的瘧疾病例，仍層出不窮。今日的年輕醫師，除了從醫學教科書上認識瘧疾外，對於此一曾造成國人死亡無數，耗費社會成本甚鉅的惡疾，多已感陌生，甚至相見不相識。有識者也憂心忡忡，如果台灣再現瘧疾疫情，後果可能不堪設想。

當年防瘧功臣之一，擔任台大公共衛生學院兼任教授連日清曾說：「如果台灣此刻再度引發瘧疾流行，以現階段的防疫動員和民眾配合度來說，能否像三十年前般，再造根除瘧疾的奇蹟，還是個未知數哩！」

日據時代瘧疾防治過程

牡丹社事件首見疫情紀錄

瘧疾在台灣早已流行數世紀之久，但這種傳染病究竟何時傳入台灣，文獻上已不可考。直到1871年，一群琉球宮古島人在海上遇到颱風，被迫登陸南台灣，在上岸的66名船員中，有54人被牡丹社原住民殺害。日本於是在1874年派軍2500多人攻打牡丹社，雙方交戰七個月，過程中，日本軍醫曾發表死傷統

計如下：戰死8人、負傷25人、病死者547人，其中360人係因「台灣熱」（瘧疾）而死亡，比率達65.8%。這也是台灣有關瘧疾肆虐的首次紀錄。

前台北市文化局長龍應台曾在台北淡水線捷運的劍潭站旁，於群樹茂生的山腰裡，發現一個充滿東洋色彩的日據時代文物——圓山水神社石碑，供奉的是水神大禹，但「圓山水神社」記載的，正是這一頁台灣公共衛生重要的現代化起步。由於1874年「牡丹社事件」爆發，日本對台軍事行動雖獲勝利，但死於瘧疾的疫情十分慘重；加上後來甲午戰爭清廷戰敗，台灣割讓給日本，日軍派軍來台，全軍6000多人有1200人死於霍亂。這兩次重要疫情引發了日本統治台灣時，致力建設台灣公共衛生的主要動力。其中，自來水道開發，即是重要的一環。

不過，在此之前，醫界並不清楚：瘧疾究竟是如何感染到人體？更不知道經由蚊子傳播給人體的途徑。有「蚊子專家」之稱的連日清說，大家都知道，蚊子會叮咬人畜；但在一百多年前並不知道，蚊子還會傳染疾病。有趣的是，回顧歷史不難發現，在學者發現瘧原蟲、確立病媒蚊中介傳染瘧疾的過程中，台灣是此一醫學上重要發現的樞紐。

1865年5月，台南新樓醫院的創辦人，英籍馬雅各（J. L. Maxwell）來台展開醫療傳教，並由此為台灣引進西方醫學。馬雅各後來推薦英人曼森（P .Manson）為清廷擔任高雄海關

的醫官一職。曼森在高雄五年多，曾深入各地鄉間，調查痲瘋病及各種熱帶疾病在台灣流行的情形。「牡丹社事件」爆發後，曼森忍不住為文批評日軍在「牡丹社事件」中的蠻橫無禮，因而觸怒了日本，清廷為平息日方怒氣，於是把曼森調往廈門。

曼森在高雄海關任職期間，發現蚊子體內有導致血絲蟲病（象皮病）的寄生蟲，這也是醫學界首次發現蚊子體內有微生物。雖然在此一重大發現中，他並沒有找到「人—蚊—人」的傳染連鎖途徑，曼森仍大膽推測：蚊子很可能與瘧疾的傳染脫不了關係。雖然曼森當時提出的推測並未獲同儕重視，但英國學者羅斯（R. Ross）聽了曼森多次的演講後，卻深受其影響。後來，羅斯在印度研究發現，瘧蚊可傳播鳥類瘧疾，並進而證實瘧蚊是造成人與動物感染瘧疾的病媒。這項發現，讓羅斯成了1902年諾貝爾生物暨醫學獎的得主。仔細推敲，這項了不起的發現，可說是來自曼森在台奠基的基礎。

日本在「牡丹社事件」初嘗瘧疾的威脅。1895年中日簽訂馬關條約，清廷割讓台灣給日本，日方派軍登陸台灣時，再度飽受瘧疾肆虐之苦。根據日本文獻統計，當年日軍征台期間，因瘧疾死亡人數就多達1400多人，占因病死亡軍人的三成。為此，日本殖民政府深刻體認到，若要長期治理台灣，就要有效遏止傳染病的流行。有蚊子博士之稱的連日清說，當年日本人

為防範瘧疾，在規劃台中市新闢街道時，還刻意把街道的走向與經緯線保持45度角，目的在讓街屋早晚都成向陽方向，以迎進充分的日光照射，達到殺菌、防蚊的效果。

在日本學者森下薰所著的《流行病學與瘧疾防治》一書中，曾蒐集1895～1945年日據時期重要的防瘧資料。他提及，20世紀初始，台灣全島人口只有300萬，每年卻有一萬多人死於瘧疾，在當年為台灣人死因排行榜首。來台創辦馬偕醫院的馬偕博士（G. L. MacKay）也曾在其家書中提到，他在台行醫期間，曾不慎感染瘧疾，差點病死異鄉，幸而得到奎寧之助，獲得痊癒。

鑑於當年瘧疾為禍甚烈，日本政府決定自1911年起，進行全台大規模防瘧計畫。在此之前，先在北投社區進行先驅計畫，即該區域內所有居民每月須接受一次瘧原蟲篩檢，凡檢出陽性者，即強制投予奎寧藥物。經此一措施，果然感染人口急遽下降。這項計畫因成效不錯，旋即擴大至全台。日本政府按照當時行政區，劃分高感染區為「防治地區」，並於各地設置「瘧疾防遏所」，定期要求村民接受血液抹片檢查。

日據時代防瘧計畫執行徹底

瘧疾防治除採用藥物治療外，也廣泛採用各項蚊蟲防治策

略，包括引進以孑孓為主食的大肚魚及孔雀魚。為了消除蚊子的繁殖及棲息地，還呼籲民眾人人動手填土坑、清理排水溝、蒸薰殺蟲，並大量砍除住家附近的灌木叢、香蕉葉與竹林。為落實這些防蚊措施，當時每半年就發動一次全民清潔大掃除，各村里長都要負責檢視各家戶是否落實。

之前擔任中央研究院院士、台大公共衛生學院院長的陳建仁說，日本據台期間所推行的各項防瘧措施，在當年是全球少見的防瘧計畫，執行成效相當徹底，為台灣防治本土傳染病史上寫下重要的一頁。尤其是對瘧疾流行區居民的定期採血檢驗、對瘧疾患者投藥，更是防治成功的關鍵。雖然當年瘧疾的疫情仍未中斷，但台灣民眾平均感染率已壓低到2～3%左右，有效遏止嚴重疫情的爆發，對台灣公共衛生的貢獻，不言可喻。

不過，台灣光復前兩、三年，二次世界大戰已進入激戰階段，烽火頻仍中，物資缺乏，一切以戰爭為要，荒廢了防瘧工作，台灣因而再度爆發一次最嚴重，也是最後一次的瘧疾大流行。連日清回憶，當時由於不時有空襲警報，日本政府命令家家戶戶都要儲備消防用水；而這一桶水，本是戰備民生所需，卻成了病媒蚊的孳生源；加上戰時都市及城鎮中對瘧疾缺乏免疫力的人口大量向鄉村流竄，居住環境惡劣，食物又短缺，抗瘧藥品供應也中斷，在這些不利因素下，終於引發全台瘧疾和登革熱的大流行。

光復初期瘧疾防治情形

　　第二次世界大戰結束，台灣重歸祖國懷抱。但經過戰爭炮火的洗禮，各地醫療設施幾已半毀，日據時代的瘧疾防遏所，也在戰爭中關閉；加上各項公共衛生因政權轉移而百廢待舉，雖然沒有可靠數據顯示戰後瘧疾流行的程度，但1947年初，台灣北、中、南所完成的抽樣調查發現，當時學童身上瘧原蟲陽性率達20～40％。以此推估，當時染病人數應超過120萬人，占當時總人口的1/5。

　　一提起當年瘧疾肆虐情形，前衛生署長張博雅也不禁打了寒顫。她說，自己念初中時也曾感染瘧疾，那種在極度冷、熱反應中，反覆折磨，痛徹心扉的痛苦，至今記憶猶新。2000

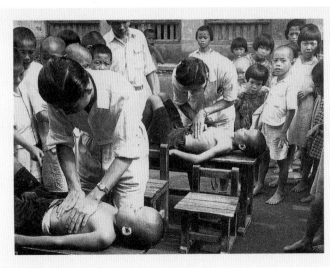

防瘧人員為學童進行脾臟腫大檢查（圖片來源／衛生福利部疾病管制署出版之《臺灣撲瘧紀實》）。

年因中風而病逝的前高雄醫學院院長謝獻臣也曾說，他在年輕時曾感染瘧疾，沒想到自己在台大醫科畢業後，卻投入撲瘧大戰，且為了抓蚊子，又再次遭瘧蚊報復。甚至前環保署長林俊義也指出，光復初期碰到瘧疾大流行，他們一家三兄弟無一倖免，個個躺在床上「打擺子」，他母親焦急地帶孩子去看病，沒想到，老醫師早就看多了，只淡淡地說出兩個字：「瘧疾。」

由於瘧疾對台灣為禍甚鉅，1946年洛克斐勒基金會駐上海分部主任華德生（R. B. Watson）來台，和政府合作，於屏東潮州鄉創辦「瘧疾研究中心」。隔年，又選擇南投水里和基隆兩個瘧疾較嚴重的流行區，設置「野外研究站」，相繼展開流行病學調查及當地瘧蚊的觀察、研究。當時，先總統蔣公也格外重視這項棘手的公共衛生難題，特別從南京徵召前衛生署長顏春輝，於1948年出任首任衛生處長，兼管潮州瘧疾研究中心，並將之更名為「台灣省瘧疾研究所」，原設立的野外研究站則改為分所。

防瘧業務從此逐漸開展，對外求才若渴，許多台大畢業生如梁琪、謝獻臣、陳錫、曾柏村、陳萬益，以及前衛生署防疫處長莊徵華、連日清等人，都相繼到潮州報到。莊徵華回憶，那時，他是月薪240元的技士，而克寧奶粉當時一罐8元，有開業的同學缺人手，一再找他幫忙，開出的價碼是月薪兩、三

萬，簡直天差地遠，他說：「大家投入防瘧工作，憑的是一股傻勁，否則早就跳槽了。」

　　為了展開防瘧計畫，防瘧人員先收集日據時代的研究資料，再實地展開嬰兒、學童的血清檢驗及脾臟檢查，以了解各地區的流行率。防瘧人員除了追蹤瘧疾的病例外，為了了解病媒蚊的習性、繁殖季節、分布區域與生態關係，他們白天在室內抓蚊子，夜晚則以水牛為餌，捕捉蚊子；此外，還會經常深入山區抓蚊子。

　　莊徵華說，到野外抓蚊子，可不是以補蚊網對空亂揮，有時還得學「廿四孝」中的吳猛「恣蚊飽血」，不惜以身當餌，捲起褲管或赤裸上身，引誘蚊蟲近身。當蚊子一上身叮咬時，

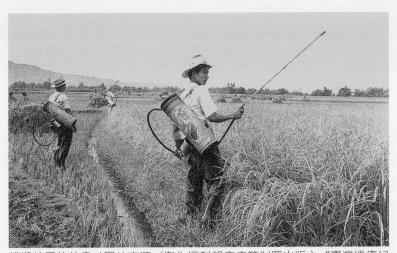

撲殺蚊子的幼蟲（圖片來源／衛生福利部疾病管制署出版之《臺灣撲瘧紀實》）。

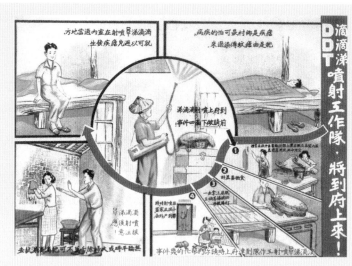

DDT噴射的傳單（圖片來源／衛生福利部疾病管制署出版之《臺灣撲瘧紀實》）。

雖然奇癢無比，卻不敢驚動牠，總得等到蚊子吃飽喝足了，才一一活逮。如此以「苦肉計」抓來的蚊子，研究人員接著就要進行解剖，據以調查瘧原蟲的自然感染率，可謂辛苦備嘗。

完成瘧蚊的觀察研究後，接下來，有了撲殺幼蚊的計畫。連日清說，那時研究人員一度採取溪流自動沖流法，來沖刷在溪流間繁衍的孑孓，但成效不彰。於是進一步改採DDT直接噴灑於水稻田及河流、圳溝之上，但此舉又不符合成本效益。直到研究人員發現，台灣各地區瘧蚊日間偏好棲息於住屋或牛舍，因此，想出以DDT進行屋內壁面殘留噴灑的對策，也就是把殺蟲劑直接噴灑於家戶牆壁上，利用藥性殘留，讓叮咬人體後飛到牆壁暫時棲息的矮小瘧蚊，一沾到DDT自然死亡。這種策略果然奏效。

瘧蚊根除計畫陸續展開

　　由於50年代前後使用DDT殺蟲劑試驗成功，加上此時由中國農村復興委員會撥款補助基層衛生建設，包括廣設衛生局與衛生所，美國安全分署（MSA）也提供了一些經費協助，因而奠定了台灣衛生醫療網的規模。1951年11月，政府與世界衛生組織共同簽署為期四年的「瘧疾防治計畫聯合作業協定」，隔年即展開撲瘧大計。顏春輝表示，根據該計畫內容，除例行對病患給予藥物治療外，第一年先確立大規模噴灑殺蟲劑的作業標準化，並以屏東潮州及高雄旗山為先驅計畫的實驗區域。第二年為防瘧作業的推廣，針對其他瘧疾高流行區進行大量家戶噴灑DDT，爾後陸續擴大防治範圍。由於此舉消滅瘧蚊效果卓著，到了1956年，除了較無瘧疾威脅的大都會區及高山外，噴藥作業幾乎遍及全省。

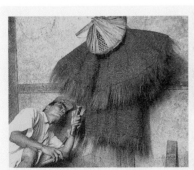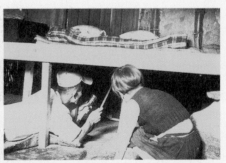

農業時代常用的雨衣（棕簑）、床底或床板底面，都是矮小瘧蚊偏好的棲息處（圖片來源／衛生福利部疾病管制署出版之《臺灣撲瘧紀實》）。

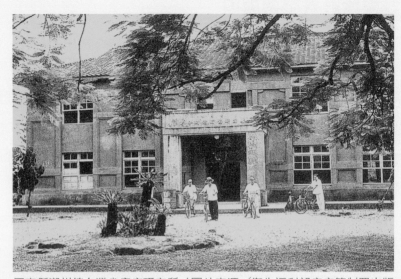
屏東縣潮州鎮台灣省瘧疾研究所（圖片來源／衛生福利部疾病管制署出版之《臺灣撲瘧紀實》）。

　　連日清回憶，那時在全島進行噴灑DDT作業時，衛生單位還在每一噴灑過殺蟲劑的家戶門口，貼上「請勿拭去滴滴涕（DDT）」的警示條，提醒民眾注意。不過，隨著噴藥作業範圍越來越大，也跟著出現一些新的問題，包括；噴灑的殺蟲劑隨空氣散佈到桑葉上或魚池中，造成養蠶戶及養殖漁業大量損失；連家貓也因為沿著牆壁抓老鼠，身上沾到殺蟲劑，經舔毛後，造成中毒暴斃。台灣人有個習俗：「死狗放水流，死貓掛樹頭」。連日清說：「那時，沿著縱貫公路走，兩旁的行道樹上，常可見到帶冥紙的家貓屍體，挺嚇人的。」所幸，經過政府大力宣導後，民眾已漸漸能接受此為防瘧所需付出的代價。

防瘧藥當面服下，檢查後才走

　　莊徵華表示，台灣的瘧疾根除計畫，1946～1952年是「準備期」，1958年下半年開始進入「肅清期」（亦稱「監視期」）。這段時期的防瘧工作重點是搜索殘留的瘧疾病患。要求各醫療院所及各學校保健員通報疑似病例，並發動各地方人士組成村里瘧疾監視組，針對住家及流動人口進行訪視，對病患施以根本治療。連日清說，那時為防範部分患者拒吃抗瘧藥物，還曾要求病患當著醫護人員的面前服藥，吃完藥後，還得張口接受檢查。這種作法頗似現在婦產科醫學會為防制墮胎藥氾濫，所制訂出的RU486服用規範。

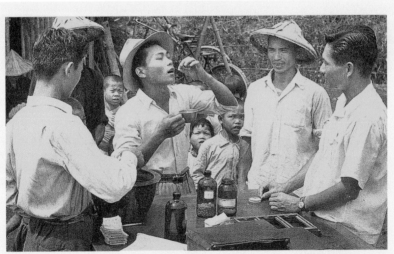

1947年潮州鎮三星里分發白樂君（藥物）給村民服用，試驗治癒瘧疾的效果（圖片來源／衛生福利部疾病管制署出版之《臺灣撲瘧紀實》）。

經過多年的努力，台灣的瘧疾個案已由50年代的120萬例，到60年代急遽降為零。世界衛生組織曾派遣一組專家來台，進行實地勘察及鑑定，於1965年12月4日，由日內瓦總部副署長席格爾（M. P. Siegel）專程來台，頒發「台灣根除瘧疾證明」，由時任內政部長的連震東代表接受。這是我國傳染病防治史上值得一書的里程碑。

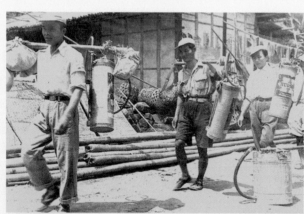

當年DDT噴射隊為了消滅瘧蚊，以步行至各鄉鎮執行噴灑計畫（圖片來源／衛生福利部疾病管制署出版之《臺灣撲瘧紀實》）。

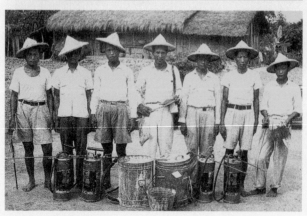

DDT噴射隊通常由1位領隊、4位噴射員、2位助工組成（圖片來源／衛生福利部疾病管制署出版之《臺灣撲瘧紀實》）。

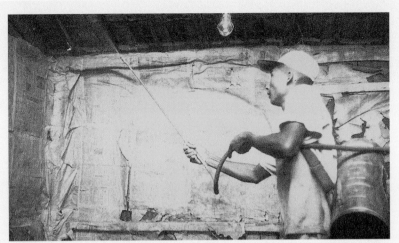

室內噴射DDT（圖片來源／衛生福利部疾病管制署出版之《臺灣撲瘧紀實》）。

　　連日清指出，若要歸納台灣根除瘧疾計畫成功的因素，首應歸功於日本據台時期，在瘧疾研究及防瘧工作奠下良好基礎。其次，則是光復初期，洛克斐勒基金會提供極珍貴的技術與經費支援，並訓練許多本土的防瘧中堅幹部。此外，包括世界衛生組織、農復會、美援會及美國安全分署等外援，也是一大助力。

　　顏春輝則認為，防瘧計畫推動以後，由省瘧疾研究所集中策劃，然後分權給各地衛生人員負責執行撲瘧工作；再加上軍方全力動員的協助下，台灣才能以最低成本、最高效率的作業方式，在短短十年左右，全省瘧疾患者由百萬之譜，降到零本土感染病例。

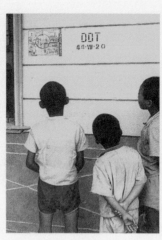

→經DDT噴射隊領隊檢視後，貼上「DDT」和「噴射日期」標籤的房屋（圖片來源／衛生福利部疾病管制署出版之《臺灣撲瘧紀實》）。

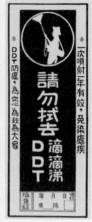

←當時噴灑過DDT的住家，門口都必須貼上警示貼條（圖片來源／衛生福利部疾病管制署出版之《臺灣撲瘧紀實》）。

確保台灣為「瘧疾淨土」

在台灣宣布根除瘧疾後至今，一般稱之為「保全期」。連日清指出，雖然在越戰期間，部分美軍人員來台度假時，曾一度把瘧疾再引入台灣，造成台北縣三芝、金山等地小規模流行，但很快就被撲滅了。至今，報告病例多以境外移入為主。

值得一提的是，1995年10月，台北榮民總醫院為一名瘧疾病患進行電腦斷層掃描檢查時，因血液回流及重複使用顯影劑注射器，曾造成緊接其後六名接受注射、掃描的病患，因而感染瘧疾，其中四人不治死亡。這宗全球首見的院內集體感染瘧疾事件，當時曾引起各界為之譁然。

在一片檢討聲中，不少專家都提到，這起院內感染瘧疾，

除了應追查人為疏失外，最大的警訊在於：瘧疾在台灣已有三十年沒有本土病例，許多年輕醫師只憑教科書上或老師課堂所授，對瘧疾的瞭解很片面，一旦病患上門，有可能「相見不相識」，錯失了治療的先機。蕭孟芳強調，世界衛生組織的瘧疾防治總部，每年接受全球各大醫學中心轉來化驗的檢體發現，有六成的瘧疾病例均未能在第一線醫療即被診斷出來，暴露出現代醫師對診斷這個古老傳染病的盲點。

而以台灣這些年來對抗登革熱的經驗，也確實令許多當年防瘧大將為之憂心。一旦瘧疾在台灣「重出江湖」，要進行防治，乃至根絕，勢必比當年更加棘手。連日清表示，當年台灣推行根除瘧疾計畫，兼具了「天時、地利、人和」條件，亦即：早年台灣實施戒嚴，人口流動率低，民眾對政府的政策配

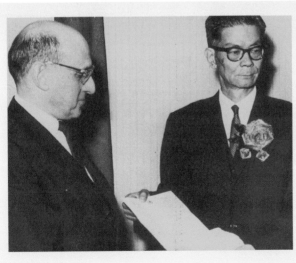

1965年，聯合國世界衛生組織（WHO）總署副署長席格爾博士（Dr. Siegel）（左）於瘧疾根除慶祝大會上，頒發根除瘧疾證書給時任內政部長連震東先生，這是我國傳染病防治史上的里程碑（圖片來源／衛生福利部疾病管制署出版之《臺灣撲瘧紀實》）。

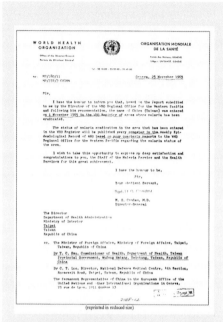

聯合國世界衛生組織（WHO）宣布台灣地區為瘧疾根除地區之證書（圖片來源／衛生福利部疾病管制署出版之《臺灣撲瘧紀實》）。

合意願也較高；加上地處海島等條件，才可能快速根除瘧疾。但是，這些優勢如今已因主、客觀環境及形勢改變，且民眾對防治瘧疾多已掉以輕心。萬一疏於對瘧疾病例的監視與通報，難保疫情不會像星星之火，再度燎原。

莊徵華也說，雖然台灣由於過度開發及農藥的大量使用，使得喜歡水質清澈的矮小瘧蚊已越來越少，但在山區及東部少數鄉鎮仍可發現其蹤跡。其密度雖不至於造成瘧疾大流行，但若碰上適合的傳染源，就可能引爆局部流行。何況，國人經常赴東南亞旅遊，境外移入病例不斷。而外籍勞工或大陸偷渡客也可能身上帶有瘧原蟲。這些都是值得國內防疫單位多加警覺，才能永保台灣為「瘧疾淨土」的美名。

甲狀腺腫防治

食鹽加碘一舉奏效
樹立社區試驗典範

黃靜宜

進入二十一世紀，已經很難看到脖子像掛了一顆
「水球」般的甲狀腺腫病人，現代的年輕人應該
無從想像在1960年代，這樣的大脖子居然隨處
可見，更無法想像它所帶來的痛苦。

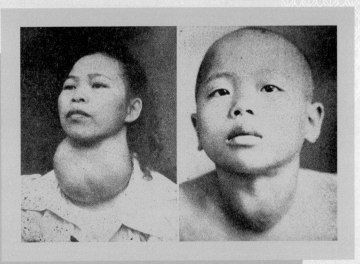

1960年代，台灣罹患甲狀腺腫的青少年，比比皆是
（圖片來源／張天鈞教授）。

時任台大醫院內科教授張天鈞曾以收藏在瑞士首都伯恩市圖書館的一幅畫，來說明甲狀腺腫的情形。畫面上的女人，脖子足足有平常人兩、三倍粗，活像掛了一顆大水球般，而背景是歐洲阿爾卑斯山。張天鈞說，這個背景絕非只是為了烘托主題，居住在山地的人罹患甲狀腺腫，確實比平地人多出許多。

彰化鹿港的民俗博物館裡有一張老照片，是紀錄甲狀腺腫曾在台灣為禍最有力的見證。這是一位開業醫師廖學志為好幾名「大脖子」病人照的相，他們整齊地排列在一起，男女老少都有，共同的特徵是：脖子腫得一個比一個大。這張泛黃的照片，正是台灣早期民眾為大脖子所苦的珍貴歷史鏡頭。

1960年以前，甲狀腺腫病人在台十分普遍。根據前新竹縣衛生局局長宋世昌的工作報告記載，早期發行的報刊、雜誌、招牌、廣告等，「中西醫專治甲狀腺腫」的廣告到處可見，可見當時社會對此醫療需求之殷切。直到實行食鹽加碘措施後，甲狀腺腫發病情形始能有效控制，這類廣告也才逐漸絕跡。

雖然直到今日，甲狀腺疾病患者依舊不少，如甲狀腺機能亢進、橋本氏甲狀腺發炎[1]等，但缺碘性的甲狀腺腫大今日已幾近絕跡。這得歸功於平日我們吃的鹽多數有加「碘」；另外，公共衛生也進步了，尤其水質改善了，這些環境品質的提升，均使得甲狀腺腫大病例大為減少。

日據時代即發現問題

台灣醫界開始注意到甲狀腺腫的問題，可溯自日據時代。當時日籍醫師、台北帝國大學教授河石九二夫發現這個「大脖子」現象後，做了一項日本及台灣各大城市甲狀腺腫病人流行學調查，並加以比較。當時台北是台灣諸大城市甲狀腺腫盛行率最高的，達6.68％，竟較日本盛行率最高的札幌市0.88％，足足高出6倍。此

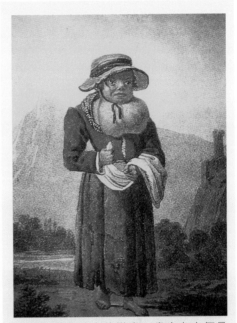

這張收藏在瑞士的掛畫，畫中女人便是「大脖子」—甲狀腺腫最好的寫照（圖片來源／張天鈞教授）。

外，他也具體指出，甲狀腺腫與種族有關，日本人發生率為18％，台灣島為44.7％，台灣原住民則是61.1％，顯示原住民的罹患率最高。河石九二夫可說是日據時代致力於甲狀腺腫防治最重要的關鍵人物，他於1940年以日文撰寫，發表於「台灣醫學會」雜誌的研究報告，是台灣有關地方性甲狀腺腫防治較早且完整的報告。

1941年，河石九二夫與和氣巖、小林智仁等日本醫師發表了另一篇有趣的研究。他們發現，在甲狀腺腫發生率較高的區域，豬的甲狀腺腫罹患率也同樣偏高，這顯示甲狀腺腫與環境中某些因素，如缺碘、水質不佳等有關，所以同一區域的人及牲畜都會有些罹病。

河石九二夫、橋本義雄、林崑智等人當時還曾前往新竹地區，進一步展開詳細的調查，其結果發表於1942年的《台灣醫誌》雜誌。該研究顯示，獅頭山附近的居民甲狀腺腫發生率最高，且女比男多。他們並根據此一調查結果，描繪出台灣本地人與原住民甲狀腺腫的分布圖。由該圖可明顯看出，住在丘陵地和山地的居民，甲狀腺腫發生率確實較平原居民來得高。

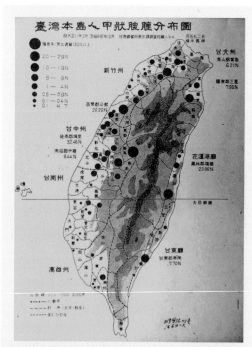

台灣本島甲狀腺腫病例分布圖（圖片來源／張天鈞教授）。

1946年，河石教授指導學生詹益恭研究甲狀腺腫流行地區的居民，從食物、飲水中

攝取碘的情形。結果顯示，台灣人比日本人攝取量稍低；同一家庭中，甲狀腺腫患者攝食的碘量比正常人少；不過，整體而言，甲狀腺腫流行地區與非流行地區居民的碘攝取量，沒有太大差別。

當年台大內科醫師陳天機也曾研究發現，二次大戰期間，台灣中部明顯增加了不少甲狀腺腫患者，但戰後就逐漸減少，因而據以推測，這可能與戰爭期間，居民壓力大、少吃肉、常吃十字花科蔬菜，如高麗菜、竹筍、油菜等有關，因為這類蔬菜多缺乏碘。他並試驗了碘片治療，平均每日投予甲狀腺腫病患1.5毫克碘片，其治療有效率可達63.3％。

公衛泰斗陳拱北體認問題嚴重

日據時代的這些甲狀腺腫研究，證實了大脖子盛行的嚴重程度，也揭示了「碘」為主要的治療希望。不過，仍未見政府採行具體、全方位的防治計畫。要談這段地方性甲狀腺腫防治史，就不能不提及當年台大公共衛生研究所所長陳拱北。他是台灣公共衛生史上不能抹滅的重量級人物。在當時，醫學院的學生一畢業，莫不選擇開「醫生館」賺錢，但自日本慶應大學醫學部畢業、身為地主之後的陳拱北，卻主動放棄優渥的醫師生活，從薪水微薄的助教做起。從此，陳拱北的半生，即與台

灣公共衛生的發展緊密相結合，並寫下台灣公衛史上諸多的「第一」紀錄。他的重大成就，包括烏腳病防治、甲狀腺腫防治等。而他的具體影響，從今日許多優秀的醫界人才，都是受他的感召，獻身公共衛生領域，為人群服務，就可以得到充分的證明。

1955年，陳拱北教授出任台大公共衛生研究所所長。他體認到，甲狀腺腫已成地方上嚴重的流行病，因而率領台大公衛研究所師生前往新竹地區，展開大規模的流行病學調查。當時參與調查的台大內科教授陳芳武說：「到了流行地區一看，每個人都有一個大脖子，實在讓人觸目驚心。不過，看多了，後來也都習慣了。」現已退休的台大公共衛生研究所技士孫金財回憶當時景況：「有些人脖子腫到兩邊都垂下來，像掛了兩串肉一般，那種情景，現代人確實難以想像。」

台大公共衛生研究所在探究問題的嚴重性後，決定提出一套有效的防治計畫，也就是後來的食鹽加碘計畫，以展開全面性的防治工程。

社區試驗的先驅

食鹽加碘計畫在台灣早期人力、物力十分克難的情況中展開，乃是時勢所趨。當時台大醫院內科教授張天鈞指出，甲狀

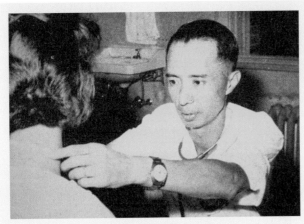
甲狀腺是否腫大，臨床經驗豐富的醫師憑觸診便能診斷出來。圖為1970年前後，台大醫學院的楊雪舫副教授幫甲狀腺腫病患進行觸診（圖片來源／張天鈞教授）。

腺腫的形成有許多原因，但以缺碘所造成的地方性甲狀腺腫，較容易著手防治。這種疾病幾乎世界各國都有，只是嚴重程度不同。防治上，以食鹽加碘最簡單、有效，當年已有許多國家採行此一策略，少數地區如大陸西藏，則把碘加在「茶磚」裡，泰國則是由小學值日生負責每天把碘加在飲水裡，讓全體師生一起喝。

前新竹縣衛生局局長宋世昌曾撰文，用碘劑防治甲狀腺腫，創議於1860年，但直到1917年，美國針對小學生做的實驗證實有效後，才獲得確認。自此即普遍為各國所採用。美國最早在1924年生產加碘食鹽，隨後，瑞士、加拿大、印度及中美洲各國和大陸才群起仿效。不過，加碘的劑量各國不一。

由於美國及部分先進國已採取食鹽加碘來防治甲狀腺腫，並證實成效不錯，台灣公共衛生學界也決定，嘗試採行食鹽

加碘計畫。當時台灣大學公共衛生學院教授林瑞雄說，「這項舉措，堪稱台灣有史以來，規模最大、最成功的社區試驗（Community trial）。」

1958年9月，由台大公衛所師生、新竹縣長、新竹縣衛生局、農復會鄉村衛生組、糧食局新竹事務所、新竹縣醫師公會、竹北鄉公所、芎林鄉公所、新竹縣議會、省立新竹醫院、新竹縣政府民政局等單位組成的「甲狀腺腫防治委員會」，展開了食鹽加碘防治甲狀腺腫實驗計畫，以新竹縣芎林鄉及竹北鄉六家地區為主要實驗地區，當時加碘劑量為一萬分之一，亦即100PPM。

九人小巴也是防治功臣

要深入社區從事公共衛生工程，最大的困難來自交通。當時公共交通工具缺乏，往返費時，研究難以進行。所幸，陳拱北教授有個奶媽，她兒子在台大公衛所擔任司機，原本是騎三輪車的，陳教授特別送他到補習班學開車。後來，農復會補助台大購置一輛九人座的小巴士，由他擔任司機，負責搭載台大公衛所師生前往新竹縣調查，如此才克服了交通不便的問題。

「當台大醫學院院長還是坐三輪車的時代，我們就有了農復會提供的小巴士可坐，這可不是『蓋』的喔！如果說，防治

甲狀腺腫是值得一提的公共衛生成就，農復會這輛車，實在功不可沒。」台大公共衛生學院前院長，當時仍為醫學生的林瑞雄說。當時農復會提供了基層衛生發展最重要的經濟支援，尤其時任農復會鄉村衛生組組長許世鉅，對推動台灣公共衛生不遺餘力，只要有新提出的計畫，都能獲得他大力支持。因此，他對台灣整個公共衛生界的影響非常深遠。公衛界至今仍將他與陳拱北、顏春輝並列，稱為當年公衛界的「三巨頭」。

孫金財敘述當年一段令人難忘的小插曲。一天，他們一行人乘車前往新竹調查，路上突然下起大雨來，車行至約莫新竹湖口處，因方向盤突然失控，造成整車翻覆，車門完全打不開。當時陳拱北教授和吳新英醫師都在車內。孫金財回想起當年畫面，至今仍心有餘悸：「幸虧那時車子沒起火，大家只是分別受了輕、重傷，並無人死亡。否則，整個公共衛生史，就要改寫了。」

語言也曾影響防治工作的進行

甲狀腺腫流行地區的住民多為客家人，孫金財說：「當時做研究最感困擾的是語言。當時只有學生可以用國語交談，部分老人家則必須用日語來溝通才行。由於溝通困難，而影響了防治工作的進行。」

這些實驗的進行，可謂備極辛苦。一行人每南下一次新竹，一待就是一、兩個禮拜。因為白天居民在田裡、林間從事農作，調查人員只好到了晚上再登門進行訪視，以了解各家戶用鹽的情形，並做食用鹽抽樣及碘濃度分析。「我們也怕：萬一碘的濃度太高，反而造成中毒。」因此，當時學界將「大脖子」依大小程度分為三級，再據以評估碘濃度與脖子大小的關係。

台灣省鹽務總局的新挑戰

過去甲狀腺腫的治療是直接讓患者服用碘片，這一次，首次嘗試在食鹽中加碘，等於是一項「全民防治」運動。這對當時負責製鹽的台灣省鹽務總局來說，也是一項新挑戰。

食鹽加碘之初，台大公衛所先徵得主管食鹽配銷的糧食局新竹事務所同意，也獲得財政部鹽務總局的支持，允諾全力配合。再下來，就是機器的問題了。食鹽加碘需要「加碘混合機」，將碘和食鹽攪拌均勻。一開始，聯合國兒童基金會提供台灣一台機器，不過，台灣氣候潮濕多雨，加上鐵製的儀器容易受鹽腐蝕而生鏽，機器常因而故障。後來，「甲狀腺腫防治委員會」請來台灣大學工學院機械系的人才，協助設計新的碘、鹽混合機；再由農復會補助經費，委請台北市三進機器工廠承製，問題總算略為改善，但仍無法完全克服，以致加碘工

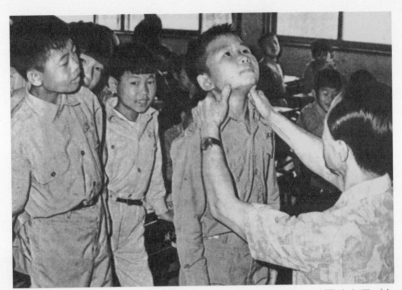

學童在課堂中排隊，接受醫療人員進行甲狀腺觸診檢查。（圖片來源／台灣婦幼衛生協會）

作時而中輟，加碘鹽的供應也因而受阻。

　　孫金財形容，當初農復會補助自製的加碘混合機，「看起來像一部舊式火車頭」，為了怕機器失靈或被竊，影響到防治計畫的進行，還特地請了一名專人，負責看管這台機器。

　　起初，因陋就簡，加碘混合機就設在竹北鄉農會倉庫的屋簷下，受到風吹雨打，故障頻仍。不得已，他們只好另行租賃一間民房，充作加碘工作的廠房。在防治委員會積極奔走下，1958年6月14日，假新竹縣竹北鄉農會倉庫走廊，慎重其事地舉行了這座廠房的開工典禮。

加碘食鹽製售煞費工夫

所謂食鹽加碘，就是在鹽中加入碘酸鉀。首先，要先將碘酸鉀稀釋成溶液，混合於食鹽中；不過，要讓碘酸鉀平均分布在食鹽中，並不是容易的事。因此，他們又將摻鹽方式改良，改採「噴霧式」，即碘酸鉀溶液透過儀器，均勻噴灑在食鹽上，如此才將碘、鹽混合得更為均勻。食鹽混合碘的工作，從1958年8月8日正式展開，初期每天混3000公斤，供應竹北、芎林兩鄉，共3399戶居民所需。

防治委員會還設計了「加碘食鹽」登記簿，並印製「住戶食鹽購買證」，提供給住戶，以掌握每人的碘攝取量。此外，還印製了「甲狀腺腫零售加碘食鹽敬告民眾書」，讓民眾了解：食用加碘鹽的意義與功能。

加碘鹽計畫能夠順利推行，歸功鹽務總局的配合，重新改變製鹽流程，居功厥偉。此外，食鹽配銷商的鼎力支持，亦不能不提。例如竹北地區食鹽配銷商周水柳先生，他負責供應竹北六家地區與芎林鄉14家零售商（後增為16家）的食鹽配銷。因為加碘過程會損耗部分鹽，而政府的補償僅以每噸五公斤計算，他卻毫無怨言，仍熱心贊助、推動此一計畫。從這裡不難看出，一個防治計畫的成功，必然有許多在背後默默支持、奉獻的功臣。

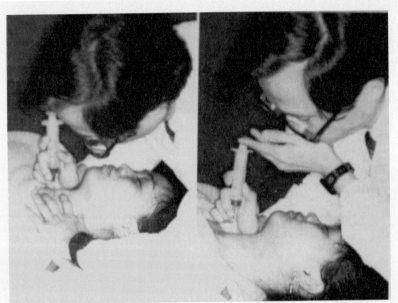

醫生為病患做甲狀腺細針吸引細胞學檢查，左為針插入，右為抽吸細胞的情形（圖片來源／張天鈞教授）。

　　甲狀腺腫防治計畫，除了供應民眾加碘鹽外，對一般甲狀腺腫患者則以甲狀腺素片治療。當時的台大醫院院長高天成，派藥學家王光柱教授等人，專程赴新竹縣為較嚴重的甲狀腺腫病人治療。每次都由新竹縣衛生局事先約好個案，假當地六甲國校展開義診；嚴重的患者，台大醫院則提供免費手術治療。1958、1959年，分別有兩人轉介至台大醫院手術。

　　食鹽加碘實驗在第一年即收到顯著成效。以學童為例，每半年檢查一次，男學童罹患率由44.9％，降低到2.8％；女學童由58.6％，降低為5.7％。由此看來男學童成效比女學童好，這

可能與性別的基因有關。而未食碘鹽的對照組學童,則未見罹患率降低。至於一般民眾,罹患率由26%,降低到5.1%;五歲以下的幼兒,在未供應加碘食鹽前,平均罹患率為2.2%,食用加碘鹽18個月後,甲狀腺腫幾近絕跡。林瑞雄教授說:「本試驗成本低,卻創造出極高的價值,其影響自1960年代迄今,不可謂不深遠。」

當時台大公共衛生學院院長陳建仁則認為,食鹽加碘的研究,不僅樹立了社區試驗的典範,也把學術理論實際應用在普羅眾生。此一任務,台大公共衛生學院的前身──台大公共衛生研究所,一直視為無上的驕傲,尤其陳拱北身先士卒,獻身公共衛生的悲天憫人精神,更是後來無數醫者願投身公共衛生領域,為社會服務的動力。

食鹽加碘全面推行

由於新竹縣的食鹽加碘防治計畫成效豐碩,政府及公衛學界均受到極大的鼓舞。後來,台灣省政府商請內政部召開食鹽加碘會議,決定進一步在罹患率較高的新竹、苗栗、台中、南投等四縣市,全面實施加碘食鹽計畫,實驗為期一年。

這四個縣市人口總計約100萬人,自1965年2月起供應加碘鹽,劑量為33.3PPM。加碘鹽由台灣製鹽總廠以噴霧式負責製

造，台灣省糧食局負責配售，台灣省衛生處、台大公衛所負責效果評估。製造加碘鹽所需設備及碘酸鉀，則由聯合國兒童基金會補助。加碘鹽以乾鹽為原則，不提高鹽價，因此很快普及。

1966年6月實驗計畫結束後，四縣市仍繼續供應加碘鹽。未參與實驗設計的其他縣市，則在庫存的加碘鹽用完後，也開始提供加碘鹽。其中台東、花蓮、澎湖地區在1967年1月加入加碘鹽的防治計畫，其他地區則在1966年10月起就開始供應加碘鹽。

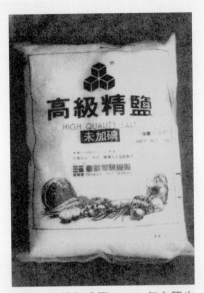

除了一般的加碘鹽，1997年台鹽也開始生產「未加碘」鹽，提供甲狀腺機能亢進者等病人另一種選擇。目前市售的鹽分為兩大類，（1）加碘鹽：品名會呈現「碘鹽」、「含碘鹽」或「加碘鹽」，成分會註明含「碘酸鉀」或「碘化鉀」。（2）未加碘鹽：會在包裝上標示「本產品未加碘」（圖片來源／張天鈞教授）。

1971年再次調查，結果學童甲狀腺腫發生率已從21.6％，降至4.3％，成效卓著，甲狀腺腫防治工作也至此暫告一段落。曾困擾一時的「大脖子」，藉由在每人三餐不可少的鹽中加碘，避免了甲狀腺腫問題繼續蔓延，也讓台灣早期處處可見的「大脖子」成為歷史。

1975年7月起，台灣製鹽總廠通霄精鹽廠開工後，加碘食鹽即全面上市。從此，民眾到商店即可買到台灣製鹽總廠出品，透明塑膠袋包裝，上面印著藍色商標的「高級精鹽」。仔細看看右下方，「加碘食鹽」四個小字，即標記了這一段意義非凡的公共衛生成就。

不過，後來台大公共衛生研究所也發現，加碘食鹽雖然讓多數人免於大脖子的困擾，但是對罹患甲狀腺機能亢進的人而言，吃了加碘鹽，卻反而會加重病情。因此建議台鹽公司，應另外製造未加碘的鹽，讓民眾有所選擇。現在，若民眾經醫師建議最好食用未加碘鹽，到台鹽的門市即可買到。

食鹽加碘這項公共衛生成就，當時亦受到國際矚目。1980年代左右，中國大陸派義大利籍顧問，親自至台灣索取整個地方性甲狀腺腫防治的相關資料及研究結果，做為大陸地區制訂及執行防治計畫的參考。

新挑戰接踵而至

食鹽加碘後，缺碘的甲狀腺腫少了，不過，仍談不上完全根除，某些地區還是陸續傳出零星的甲狀腺腫病例。公衛學者開始探究：是否還有其他原因也導致地方性甲狀腺腫。

1972年，時任台大醫學院公共衛生學系副教授林宜長發

表研究報告指出，烏腳病流行區的居民，甲狀腺似乎較一般人為大。為了解實情，當時擔任台大公共衛生研究所副教授的張天鈞及多名學者，曾多次前往嘉義縣布袋鎮與北門鄉，展開學童甲狀腺調查，發現當地甲狀腺腫發生率的確比非烏腳病流行區高。不過，整體而言，甲狀腺腫發生率仍不算高，平均為2.6％，比非烏腳病流行區稍高，張天鈞也注意到，當地民眾飲用的是自來水。後來，大甲鎮福德里里長向台中縣衛生局反映，當地居民罹患甲狀腺腫的人甚多，認為應與工業區廢水污染有關。台大公衛所特地到當地調查，並選擇清水鎮高美里做為對照組，結果發現，兩地學童發生率差不多，未達統計學上的顯著差異。因而研判，甲狀腺腫應與工業廢水無關。值得注意的是，大甲鎮福德里里民飲用的是地下水。

不久後，當時的苗栗立委葉菊蘭也反映，銅鑼鄉罹患甲狀腺腫的居民明顯較多。經調查發現，當地飲用地下水的學童，甲狀腺腫發生率達12.9％，而飲用自來水的學童也有8.2％。整體而言，銅鑼鄉學童患甲狀腺腫的學童比例，比大甲鎮福德里、清水鎮高美里、布袋鎮及北門鄉都高。對照台北市的發生率只有2.8％，而北市飲用的是自來水，張天鈞因而認為，飲用自來水的學童，甲狀腺腫的機率，確實比飲用地下水者還低。

經多位學者研究顯示，食鹽加碘後，民眾攝取的碘量已足夠，甚至還可能偏高。然而，有些地區罹患甲狀腺腫的比例仍

然偏高，再也不能以缺碘來解釋，推測可能與水質較有關係。當時台大生化所呂鋒洲教授收集銅鑼的地下水發現，其中含有腐植酸，而腐植酸的分解產物已經證實會導致甲狀腺腫。研究發現，腐植酸一旦與碘結合，會影響甲狀腺荷爾蒙代謝，造成體內碘濃度不足，因而證實了腐植酸的分解產物會導致甲狀腺腫，單純在食鹽中加碘並不能消除。

加碘政策需重新評估

台灣當時號稱打造了「經濟奇蹟」，但令人汗顏的是，生活必需的自來水，仍未全面普及，部分偏遠地區仍然在使用地下水，使得甲狀腺腫無法完全杜絕，且部分地區發生率仍然偏高。若要進一步減少學童甲狀腺腫發生率，勢必得從改善飲用水質著手。因此，「普設自來水」可能是那時防治甲狀腺腫的另一波挑戰。

此外，台灣食鹽普遍加碘，但國人從飲食上已可普遍攝取足夠的含碘食物，例如海鮮、海帶等，因此，食用鹽是否仍需加碘，或應降低其濃度，政府需再審慎評估。林瑞雄教授說，「在不同的時空背景下，公共衛生政策自然也應有所改變。」

「陳拱北教授生前念茲在茲，一再提醒，食鹽加碘政策需要不斷檢討，」當時的陳建仁院長如是說：「陳拱北教授過世

後這二十年來，沒有人再做過這方面相關的研究。雖然國人飲食狀況已與過去大不相同，但目前食鹽含碘量仍為33.3PPM，身為後生晚輩，我們深感慚愧。短期內，應再做一次國人碘攝取量的評估研究，這是我們的承諾，也是我們的使命！」

註：

1. 橋本氏甲狀腺發炎：橋本氏症（Hashimoto's disease）為橋本氏甲狀腺炎，也稱慢性淋巴球性甲狀腺炎（chronic lymphocytic thyroiditis），是甲狀腺被一系列細胞或抗體介導免疫過程攻擊所導致的一種自身免疫病。

發現台灣公衛行腳—十大公衛計劃紀實

烏腳病防治

追查烏乾蛇原鄉
讓悲歌從此中輟

李淑娟

台灣在長期對烏腳病和砷中毒的防治與研究中，提出了含砷井水的暴露，與烏腳病盛行率的劑量效應關係等論文，已成為各國檢定飲水含砷量最重要的依據。各國在從事相關研究時，所引述的也多半是台灣的經驗與資料，足見我們的防治經驗是世人借鏡的珍貴史料。這些前輩花費無數心力，和以病患血淚所換取來的教訓，應該有人接棒，繼續研究下去，將真相追查得更徹底。

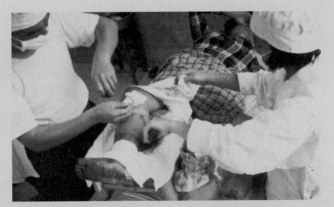

謝緯醫師在埔里山地醫療所工作，固定每週一次到北門義診，替病患動手術（圖片來源／台灣烏腳病醫療紀念館）。

話說台南縣北門鄉台十七線的濱海公路旁，一棟哥德式白色建築，幾乎已掩沒在荒煙蔓草間。行經此地，想起了這棟白色洋樓的由來，也回顧半世紀以來，西南沿海一帶烏腳病為禍的情形。烏腳病患當年長長的嘆嘆，淒厲的叫喊，似乎夾雜於呼號的海風中，嗚咽地訴說「烏腳仔」造化弄人的椎心之痛。

　　正如這棟已被隱沒了的洋樓一般，象徵落後、貧窮的烏腳病，正急速地從人們的記憶中褪去，今日已少有人提及。如今隨著防治中心裁撤，主管單位一再更換，那些悲慘的截肢病患多已凋亡、星散。但是，烏腳病這個悲劇的代名詞，並沒有完全消失，半世紀以來，病因依然成謎。

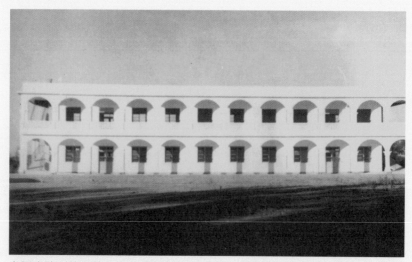

烏腳病院別館距離北門免費診所約一公里，是當時診所的第二棟病房，設備完善，最多可安置一百多名病患。許多烏腳病患病情穩定後，礙於種種因素無法回家生活，烏腳病院別館為患者提供療養的居所（圖片來源／台灣烏腳病醫療紀念館）。

尤其與烏腳病高度相關的高量砷問題，已使得當地泌尿道癌症、皮膚癌發生率明顯增高。只有在進一步將這些問題釐清後，才能真正幫助所有居住在危險地區的居民，遠離烏腳病、砷中毒及癌症的威脅。

烏乾蛇的緣由

俗稱「烏腳仔」、「烏乾蛇」的烏腳病，是一種主要發生在台灣西南沿海地區的地方性周邊血管疾病，至今已有百年以上的歷史。早在日據時代，烏腳病例即已零星出現，但數量不多。1956年左右，媒體大幅報導在台南縣安定鄉的復榮村村民發生「怪病」，才引起衛生當局注意，當時還將復榮村遷村到2、3公里之外。1958年，報紙開始反覆報導南部沿海地區正在流行「烏腳病」，患者先是腳上出現一些烏黑的顏色變化，接著烏斑沿腿向上方蜿蜒爬升，因而稱為「烏乾蛇」。由於醫藥不發達，所知也不多，病患幾乎只能任其由麻木、刺痛、轉黑，到潰爛、截肢。

這些病患慘不忍睹的遭遇經報導後，「烏腳病」才漸為人知，引起社會普遍關切。當時的台灣省衛生處即邀請台灣大學公共衛生研究所所長陳拱北領軍，包括公衛教授吳新英、台大醫院病理科教授葉曙、侯書文、內科曾文賓、外科許見來醫

師等人，組成烏腳病研究小組，投入流行病學調查、研究與醫療工作。

研究小組為了實地調查烏腳病患的情形、處境，曾在西南沿海跑了50多個村里，無論在豬圈牛舍、井邊路旁，甚至糞窖草堆，只要一發現有村民，他們即刻就地進行病例的檢視、確認等工作。在深入了解病患後，曾文賓說，這種病可稱人生

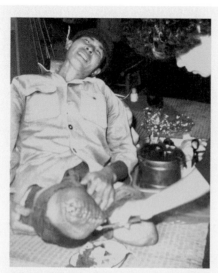

烏腳病發病後，不只會造成手指或腳趾發黑、發炎、潰爛，嚴重時必須截肢，劇烈的疼痛常讓病患臉部變形、在地上打滾，痛苦不堪（圖片來源／台灣烏腳病醫療紀念館）。

一大「浩劫」，給個人與家庭帶來無盡的折磨。

患者病發時，多由足部向腿延伸，少數則發生於手指，從皮膚色素沉著開始，慢慢角化，變成烏黑。初期病患會感覺冷、麻、癢、蒼白、紫紅、烏黑，繼而進入「疼痛期」。疼痛雖有急緩之分，但其激烈的痛楚，常讓病患痛不欲生。曾以照顧上千名烏腳病患而獲醫療奉獻獎，人稱「烏腳病之父」的王金河老醫師說，尤其到了病患稱為「大月」的冬天裡，因天冷，血管劇烈收縮，入夜後，病患難忍痛徹心扉的哭嚎聲常穿門而出，任人聽了，都不忍卒聞。

人生至此，天道寧論？

過了「疼痛期」後，便進入「壞疽期」。此期又可分為乾、濕兩種。乾性患者的患部逐漸萎縮後，便乾燥、硬化，宛如木炭，之後停止進展，於罹病處自行脫落，所以烏腳病又有「臭焦尾」的說法。但是，再焦尾，其痛楚依然不減。濕性患者則患部起初腫脹，繼而縮小，但臭味強烈，遠遠聞之如死鼠一般，令人作嘔，而疼痛程度更是難以形容，常致病患坐立不安，無法進食，輾轉難眠。他們為了怕影響他人，起初都壓低聲調，低吟輕唔，但最終為疼痛所噬，再也禁不住大聲哀嚎起來，因而尋短者不在少數。

即使做生命鬥士，與烏腳病奮鬥，最後也多難逃截肢命運；甚至在截肢後，仍難逃病痛覆去翻來，只有一再地重複接受截肢的凌虐。因此，當地人也常將烏腳病稱為「分屍病」，一旦被纏上，不只殘廢終身，病患蒼茫、悲苦的呻吟，更讓人不禁有「人生至此，天道寧論？」之歎。

根據慈濟醫院榮譽院長曾文賓在當地從事長達37年的追蹤調查指出，台灣烏腳病的盛行地區包括：台南縣學甲鎮、北門鄉，嘉義縣布袋鎮、義竹鄉，及鄰接這些鄉鎮若干村裡濱海地區。從1958～1995年間，總計發現1881名病患，男性1059名，女性822名；最年輕者僅2歲，最年長者92歲。而不論男女，發

病年齡多集中於55～69歲之間。

　　根據電話追蹤及各地衛生所的死亡診斷書記載，至1994年，已有2/3患者死亡，死亡率達66％。這與發病的年齡偏高也有關，而死因以心臟血管疾病居首位，其次為急性進行性壞疽和中風。曾文賓認為，由此看來，烏腳病雖為動脈阻塞所導致的周邊末梢血管疾病，但其共通點則是動脈硬化，因而才有很高比例的烏腳病患是死於冠狀動脈心臟病。

　　除了學甲、北門、義竹、布袋等四鄉鎮外，也曾發現部分濱海地區有零星病例出現。但經個別追蹤調查，證實多是來自烏腳病盛行區域的遷移人口。若從發病年代分析，從1955年起，病例確有增加趨勢，尤以1955～1964年的10年間為最。然而，自1966年自來水普及後，在該年之後出生者已無人罹患烏腳病。

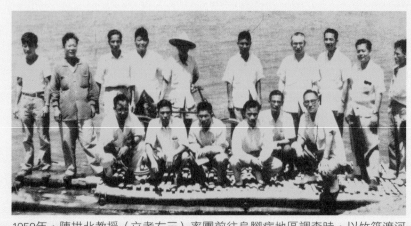

1959年，陳拱北教授（立者右三）率團前往烏腳病地區調查時，以竹筏渡河之情景（圖片來源／陳拱北預防醫學基金會）。

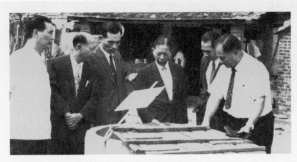

省衛生處長王金茂（右三）會同省府委員柯丁選（右一）、陳拱北教授（右二）等，當年一再前往烏腳病地區視察，檢測飲用水井含砷量問題（圖片來源／陳拱北預防醫學基金會）。

地河井含砷過量，問題所在

如果從這些流行地區的居民生活史來看，由於水源有限，當地人俗稱「鼓井」的淺水井因水質過鹹，不適合人畜飲用，因而居民改鑿深井取水。這種深達100～200公尺的「地河井」，成了居民共同的水源。問題是，水質分析發現，地河井的含砷量高達0.4～0.6ppm（1/1,000,000），比起現行含砷量標準0.05ppm以下，顯然高出甚多。

因飲用地河井的水，而使砷在體內長期累積的結果，造成了皮膚色素沉著、皮膚角化和皮膚癌等變化。此外，體內的砷會經過泌尿道排出體外，這也是當地居民罹患膀胱癌、腎臟癌偏高的原因。1962年，台大烏腳病防治小組在當地為4萬多名的住民進行流行病學調查顯示，當地烏腳病盛行率達8.9/1000，比起一般地區明顯偏高，也證明烏腳病和皮膚砷病變，都是慢性砷中毒引起的不同表現。

陳拱北制訂烏腳病流行分級標準

砷是會使血管擴張的降壓物質，和水銀（汞）所引起的血管變化一樣，都作用於血管壁，會引發全身性動脈硬化與末梢血管硬化症，甚至完全閉塞動脈，引起壞疽、腐爛。

現受尊為「台灣公共衛生之父」，彼時為台大公共衛生研究所所長的陳拱北教授，受政府之託，曾就他多年訪視、調查烏腳病所得，建議將烏腳病依危險度分為三級，再依此訂定防治的策略：若地下水含砷量超過0.35ppm，且已出現砷中毒病例，以及發現兒童有慢性砷中毒皮膚症狀者，即列為第三級流行區。此時傷害已然造成，防治為時已晚，應致力於尋求補救之道。

若是地下水含砷量雖達0.35ppm，但未發現病例，僅出現慢性砷中毒皮膚病徵兆的個案，或僅有少數為烏腳病例，但沒有慢性砷中毒皮膚病徵兆者，則可列為第二級流行地區。在這些地方，砷的危害才剛開始，若及時展開防治行動，或許可避免傷害持續擴大。

若是地下水含砷量雖達0.35ppm，但沒有烏腳病個案，也未發現砷中毒皮膚症狀者，則為第一級流行地區。這裡不一定會有烏腳病病例產生，但可能性極高，須儘早展開防治工作，防患未然。

1971年開始，省政府制訂了第一期的烏腳病防治計劃，以四年時間執行預防、治療及救濟等工作，預防部分是指自來水管的鋪設。根據省府報告，在流行地區裝設自來水後，新患者發生比率與五年前相比，減少了72％，成效最為顯著。以台南縣鹽水鎮舊營里為例，當地在1969年發現烏腳病例時，經檢查發現學童有皮膚色素沉著、角化等中毒症狀者達200多人，改飲用自來水後，已全部痊癒。

北門診所，烏腳病患的溫暖依靠

特別值得一提的是，在治療部分，當年幾乎全部仰賴北門診所。當時基督教芥菜種會心疼烏腳病患的哀苦無告，於1960年，由孫理蓮博士、謝緯醫師，在北門鄉率先成立北門診所，

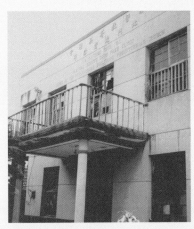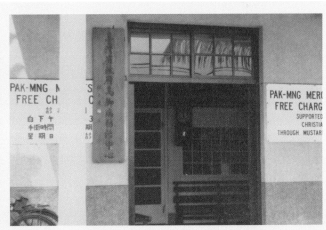

基督教芥菜種會北門嶼免費診所（簡稱烏腳病院）的外觀及門口。許多烏腳病患者家境貧苦，無力就醫，北門免費診所提供烏腳病患免費醫療服務（圖片來源／台灣烏腳病醫療紀念館）。

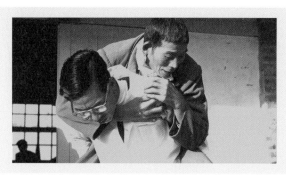

「烏腳病之父」王金河
醫師主動背起行動不便
的病患下樓做禮拜，展
現無私奉獻精神（圖片
來源／台灣烏腳病醫療
紀念館）。

提供烏腳病患者免費醫療，成了病患們最溫暖的依靠。王金河
老醫師說，1964年他自東京醫大畢業，返鄉服務時，眼看當時
烏腳病肆虐，鄉親們一生赤貧、操勞，老來又被疾病纏上，只
能任病魔擺布，實在於心難忍。因而在孫理蓮和謝緯醫師的精
神感召下，身為基督徒的他，成為北門診所的常駐醫師，一度
甚至利用家裡的會客室，做為臨時診所。

　　由於病患不斷湧入，北門診所收留的病患越來越多，曾多
達80餘人，光是三餐飲食便是一大開銷。所有支出都由孫理
蓮博士負責籌措，對外募款，謝緯醫師每週一次由埔里趕到北
門來，為病患開刀。王金河醫師則負責照顧及打理一切雜務。
教會未向病患收取分文，反而常施予衣服或奶粉等救濟品。北
門診所還在診所旁設立手工藝研習所，教導病患編織草蓆等手
工，讓病人自力更生。

　　王金河每每憶及這段白樓裡的時光，仍無限的眷戀。雖然
病患血淚交織的遭遇常讓人紅了眼眶，但他和護理人員揹著病
患下樓做禮拜、唱詩歌，在被人遺忘的小世界裡，幫助病患獲

得短暫的快樂，如今都成了美好的回憶。而病患對他的託付和
依賴，他視為無比的恩寵。這段悲歡歲月在「一隻鳥仔哭啾
啾」的金馬獎紀錄片中，曾有淋漓盡致的描述。

蔣經國四度巡視，指示成立防治中心

1973年，時任行政院長蔣經國到北門診所視察，第一次看
到烏腳病患的悲苦遭遇，十分不忍，即刻責成省府成立烏腳病
防治中心，務必要在五年內讓烏腳病徹底消滅。他個人則在五
年內四度巡視防治中心，每次總不忘提示如何照顧病患，減輕
他們的痛苦，並親自送病患加菜金，與病患同唱詩歌。

在蔣經國院長指示
下，省府於1976～1977
年間，分別成立了烏腳病
防治中心、烏腳病防治小
組，並展開第二期五年防
治計劃。防治中心就設在
北門診所對面的白色西洋
建築，初始隸屬省立台南
醫院，負責全省烏腳病患
的診療、手術、復健，以

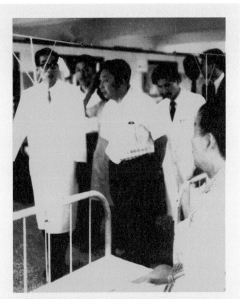

1973年行政院長蔣經國（左三）到免費
診所視察，由王金河醫師（左一）陪同
巡視病房，慰問烏腳病患（圖片來源／
台灣烏腳病醫療紀念館）。

71

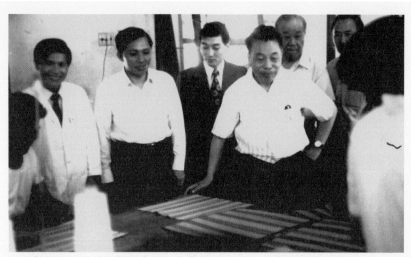

1973年行政院長蔣經國（右四）參觀烏腳病患手工藝研習所（圖片來源／台灣烏腳病醫療紀念館）。

及臨床研究事宜，並接受烏腳病防治小組的指導。而防治小組則設委員14人，成員包括自來水公司、省衛生處、北門診所、西南沿海各縣市代表，及台大公衛研究所等。其任務是進行烏腳病相關的研究、調查、水質檢驗、研擬防治對策，並負責病患的治療、裝配義肢、復健及生活環境改善、社區發展、就業輔導、生活救助等事宜。

　　第二期防治計畫從1977年7月至1981年6月止，主要目標除了全面減少新病例發生外，最重要的是防止20歲以下的新病患產生。在此期間，省衛生處決定加強中南部八縣市井水砷的檢測工作，全面廢除地下水源，改以自來水供應。經核定財源為8億7千萬元，由中央分三年度提撥相對補助款4億元，以改善雲林縣、嘉義縣、嘉義市與台南市四縣市50個鄉鎮區的水源問題。

至於屏東等七鄉鎮，則由自來水公司自行籌措1億餘元辦理。

第三期計畫自1981年7月至1986年6月止，除對烏腳病成因繼續研究，並研擬對策外，烏腳病地區用戶接水率由75.7％，提高至90％。流行度三級地區的5000戶接水經費，由省府撥款補助。省府並建議在雲林縣興建水庫，以地面水代替地下水，改善盛行地區的水質。此外，還要追查含砷量地下水的砷去處，對於含砷量過高的地下水，嚴禁居民使用。另外，加強防治中心功能，對病患採取統一診斷及治療，加強復健，務必協助其殘而不廢。此一時期的確切目標，是使每年患者人數減少50％以上。

自1987年度開始實施的第四期五年計畫，重點仍在改善水質、提高接水率、持續對病患免費醫療及收容，以及病因的研究。至1991年計畫完成後，效益計有：烏腳病第三級流行區的接水率達91％以上，且不再有30歲以下新患者。但對於烏腳病病因的研究雖未中斷，卻仍無結論。

防治中心歷經變遷，數度易主

在這期間，烏腳病防治中心歷經幾度變遷。成立之初，原隸屬於省立台南醫院，由該院負責支援防治中心醫師人力。1984年，省府投入1千萬經費，為防治中心增設療養所，收容

基督教芥菜種會北門診所結束後，無處可去的病患。而省府也在1985年核准防治中心改為省立台南分院。但一年後，省立台南分院即以病患已不多、該中心老舊不堪、與省立台南醫院及省立嘉義醫院兩院的距離相去無幾為由，希望省立嘉義醫院能接手管理。經協調後，1987年7月起，防治中心改隸省立嘉義醫院；至1992年，又改由省立新營醫院監督和管理。

在此之前，防治中心對烏腳病患所提供的醫療，以定點、定時的巡迴醫療為主；但許多病患因截肢後行動不便，無法至指定地點就診，因而未持續追蹤，導致病情惡化，或遭其他醫院誤診。為此，防治中心從1993年起，在傳統巡迴醫療之外，再提供「服務到家」，即由護士到家訪視，進行居家護理；若有就醫需要，再為其安排到醫院或巡迴醫療定點就近就診。若乏人接送，也可安排醫師到住處服務。除了希望對烏腳病患提供更具體的協助外，也希望建立偏遠地區醫療新的模式。

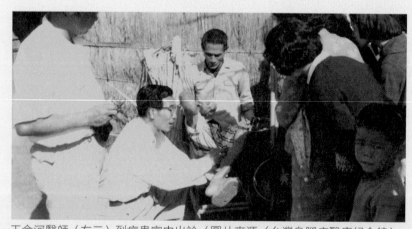

王金河醫師（左二）到病患家中出診（圖片來源／台灣烏腳病醫療紀念館）。

1995年，烏腳病防治中心因年久失修，設備簡陋，政府決議興建新營醫院北門分院來取代原來的烏腳病防治中心。開張18年，烏腳病防治中心至此已完成階段性任務而暫時引退，靜待防治中心旁的北門分院完成。

健保上路，病患覺得權益反而縮水

　　烏腳病患對防治中心的「公婆」老是換來換去，迭有怨言，認為是政府不夠重視病患權益；但最大的衝擊竟是來自1995年3月起跑的全民健保。每位烏腳病患原可領由省府編列預算的每月7000多元生活零用金及伙食費補助；但健保實施後，省府已不再編列這筆經費。後來雖經爭取，烏腳病已可列健保重大傷病項目，就醫時無需另付醫療部分負擔費用，但沒有了7000元補助，生活影響更大。而且防治中心一撤除，病患也得轉移陣地就醫。這些改變都讓烏腳病患感覺備受冷落。

　　就在烏腳病即將成為台灣人告別悲情歲月的一部分時，1996年11月，在民調中對居住地滿意度一向最高的宜蘭縣，竟然爆發疑似烏腳病疫情，一時社會以為「烏腳病夢魘」重臨而驚慌莫名。根據羅東博愛醫院提報，在1995年內，共發現了16例末端血管病變病例，且說實際上臨床所見，是這些提報病例數的5倍以上。蘭陽居民因而引起極大的恐慌。

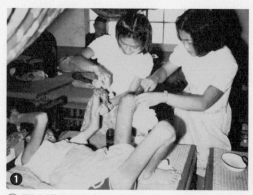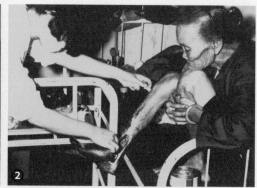

① 兩名護理師為年幼病童換藥，進行居家護理（圖片來源／台灣烏腳病醫療紀念館）。
② 護理師王美嬌（左）細心為年長的烏腳病患者清除腳部潰爛處所長的蛆蟲及敷藥
（圖片來源／台灣烏腳病醫療紀念館）。

雖然衛生單位一再強調，這些疑似病例未經確認，加上病患年齡多在60～70歲以上，且都慢性病纏身，病因複雜，難以論斷是烏腳病惹禍。但是，走一趟冬山、五結、礁溪到壯圍、頭城，這一帶居民都會告訴你，這裡要找到因下肢病變而截肢的，不需花太大力氣。

就在怪病謎團未解之際，媒體的報導讓大家猛然驚覺，原來學界三十多年前早已知道，蘭陽平原的地理水文，和「烏腳病原鄉」的嘉南平原極其相似，其豐沛的地下水脈也隱含砷過量的問題。

事實上，1978年底到1980年，台灣省環境衛生實驗研究所就曾前往宜蘭沿海11個鄉鎮的205個村里中，對6,986口水井採樣化驗。結果，有近11%的水井含砷量，超過今日飲用水標準，即0.05ppm。這項報告曾收錄在第十四期《烏腳病之研究

報告》中，並在結論中提醒，對這些不符標準的井水，應立即
勸導停止飲用。

螢光物質為可能病因

　　1986年，烏腳病防治小組委託台灣大學公共衛生學系教授
呂鋒洲，再度前往宜蘭調查井水狀況。這次調查集中在頭城至冬
山7鄉鎮43個村里的391口井，結果有四成五的水井含砷量，不符
0.05ppm飲用水標準，其不合格的水井分布，與前幾次調查十分
相近。但呂鋒洲教授在這次調查中，有另一令人矚目的發現。繼
砷之後，他提出螢光強度很可能也是烏腳病病因的說法。

　　呂鋒洲說，嘉南烏腳病盛行區的地下水，均普遍含有藍綠
色的螢光混合物。實驗發現，其毒性可以造成雞胚胎畸形發
育，也會促使老鼠部分皮膚發生壞死，血管瘀血，並形成動脈
內血栓，與血管壁粘連；種種表現，都與烏腳病的末梢血管病
變徵兆極其相近。因而推測，井水中的螢光物與烏腳病也有密
切關係。

　　在這次調查的蘭陽水井中，呂鋒洲發現，螢光強度在5單
位以下者占六成，5～10單位者占三成，而螢光物質強度在10
以上者，則有7%。雖然螢光強度要多少才會導致烏腳病，迄
今仍無定論，但一般將5單位以上列為危險區。呂鋒洲發現，

在7鄉鎮的調查中，已有四成水井螢光強度在五以上。而調查中也找到9名長期飲用地下水，已有砷皮膚中毒症狀的學童，其家中井水砷含量與螢光強度，的確要比其村里高出甚多。呂鋒洲表示，這些警訊很值得重視。可惜，他的憂慮至今並未進一步得到重視或獲致結論。

這井已喝過幾代人了！

而到了80年代，包括環保署、宜蘭環保局、當時的台大公共衛生研究所陳建仁教授，曾多次前往調查，結果均指出，宜蘭井水的砷含量過高，不適飲用。但當地單純的居民卻認為，這些前人開挖的地下井水，都已喝過幾代人了，水質甘甜，且不似自來水有漂白水味，又不用花錢。因此，居民依舊飲用至今。

另一個啟人疑竇的問題是，如果地理、水文相同，何以蘭陽地區居民同樣也喝含砷地下水，卻不似嘉南地區出現如此多的烏腳病例？有人認為，可能是過去未經報導，社會未予注意，當地人也缺乏了解所致。也有人認為，蘭陽平原較為富庶，民眾營養狀況普遍較北門、義竹一帶窮困的討海人為佳，所以在累積了相當時間後，近年才逐步顯露出來。

事實上，根據當時台北醫學院公共衛生研究所副教授邱弘毅，在1973～1986年間所做的追蹤調查，冬山、五結、壯圍、

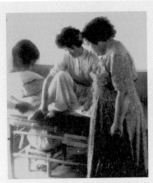
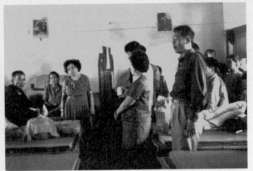

免費診所創辦人孫理蓮（左圖右1）巡視病房，關心病患需要（圖片來源／台灣烏腳病醫療紀念館）。

礁溪四個含砷量高的鄉鎮中，因動脈、小動脈、毛細血管疾病而死亡的比率，較一般地區高出9倍，動脈粥狀硬化死亡率較全台高出6倍。這個現象十分不尋常，但至今依然無解。

新竹再爆「怪病」事件，疑雲重重

約1999年前後，新竹市南港里也爆發了「怪病」事件。約50名居民集體發病，抱怨腳部紅、腫、熱、痛，手掌也出現疑似烏腳病先兆的皮膚角質化丘疹。有些人說，他們雙腳腫痛難行長達十年之久。從種種徵兆看來，似乎與烏腳病脫離不了關係，使得人心惶惶。

這次新竹南港里與西南沿海、蘭陽烏腳病地區相同的是，當地100多戶、總計400多名以養殖或討海為生的居民，也是長期飲用地下水。據當地民眾表示，南港里的地下水有如水溝的

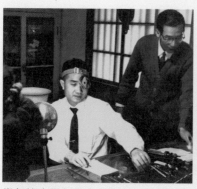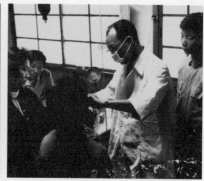

當年許多醫師參與診所義診及進行烏腳病研究，照片為1960年耳鼻喉科醫師王老得博士（左圖）和台南明明眼科韋博士（右圖）為病患義診（圖片來源／台灣烏腳病醫療紀念館）。

汗水，居民只好自行安裝淨水器或濾水設備，但往往不到一個月，濾心就呈咖啡色。居民因而更強烈懷疑，集體不明腳病是飲用水惹的禍。

不過，這兩起備受矚目的疑似烏腳病事件，最後都排除了烏腳病的可能性。時任宜蘭衛生局長邱淑媞指出，蘭陽這十餘起疑似病例再確認時，部分患者已過世或早已截肢，有關病理報告也不足，所以未能確定是烏腳病。雖說糖尿病也會引起腳趾烏黑，但宜蘭全縣的糖尿病死亡率並未比其他縣市高，何以唯獨周邊血管病變死亡率高出其他縣市？實在疑雲重重。最後，宜蘭的「烏腳病」疑雲雖然僅以「末梢血管病變」結案，但蘭陽地區30多年來，對部分居民飲用含砷地下水知而不禁，已引起各界質疑聲浪。省府則在1998、1999年兩年度共編列1億7千多萬元，依各地含砷濃度，先後為該地4個鄉鎮的23個里

接管供應自來水，希望及早終結蘭陽的砷中毒危機。

　　而新竹南港里的「疫情」，最後經專家診斷，確定為鬱血性皮膚炎。前省立新竹醫院副院長吳雨圭指出，該症主要肇因於下肢靜脈血液無法回流至心臟，而致下肢水腫，上皮組織出現黑褐色變化，類似靜脈曲張時血管破裂的病變。此時若患者稍有受傷，即出現皮膚黑青、水泡、或併有肌肉壞死，傷口較難癒合。但也有皮膚科醫師表示，從未聽聞鬱血性皮膚炎有集體發病者。眾說紛紜，但最後當地水質化驗結果，並未檢出砷含量過高，總算排除烏腳病捲土重來的疑慮，並加速了自來水公司在當地鋪設自來水管的腳步。

到底什麼因素「扣了扳機」？

　　照追蹤烏腳病變化長達37年的曾文賓教授說法，自1966年自來水普及後，烏腳病可說已無真正的新病例出現，一些新發病者，多為數十年來曾飲用含砷地下水，而延至今日出現病徵者。因此，他主張將烏腳病的關切和研究重點延伸，致力於找出當地居民何以膀胱癌、腎臟癌、皮膚癌發生率高於其他地區。不過，時任嘉義基督教醫院副院長的許文憲認為，烏腳病發病的真貌至今疑雲重重，究竟是砷在作祟？亦或螢光物質？還是多種因素使然？如果有其他隱藏因素，那麼到底是什麼因

素「扣了扳機」？為何有許多病患在停止飲用地下水多年後，依舊發病？

值得一提的是，許文憲投入烏腳病調查、治療和研究的精神，代表了陳拱北、吳新英、曾文賓之後，醫界關懷烏腳病的新血輪投入。他自述，1966年就讀北醫時，曾到當年的烏腳病防治中心參觀，目睹一名小男孩依偎在父親懷中哭泣，他的父親才剛因烏腳病截肢。父子倆茫然、無助而悲苦的眼神，至今仍深深地烙印在他腦海中。那時他便發願：有生之年，要為烏腳病患服務。

為此，他畢業後，即到美國攻讀血管外科，1997年回國後第一件事，便是再訪烏腳病重鎮的北門分院，了解現況。這一趟走下來，他的心情更加沉重。他發現，新患者仍持續出現。當時署立新營醫院登記的病患300多名，但實際發病人數應比登錄有案者多兩倍，外界卻全然忽略此事實。

更令許文憲憂心的是，台灣年輕醫師對烏腳病的關注遠不及其他疾病，周邊血管疾病研究在台灣十分冷門，新治療方式沒有人投入，「連要找個人傳承，都很難。」為了不忍烏腳病患一再忍受截肢之苦，且生活從此陷入困頓，許文憲開始嘗試利用腰部交感神經切除術，加上深股動脈整形術來治療烏腳病，成功地讓病患免於椎心刺痛，也保住了下肢。為了防止更多人因無知或抗拒罹患烏腳病的事實，到了腳掌翻黑才來求

助，許文憲還特地組成嘉基沿海醫療團，定時到沿海鄉鎮為民眾檢查烏腳病。

不過，他承認，這樣做只能被動地發現患者，沒有真正找出病因，預防烏腳病的成效有限。最重要的，還是應趕快結合各個不同領域的學者，從食物等任一可能的生活方向著手，早日破解烏腳病的謎團。而台南縣北門鄉近年來也與長庚醫學院合作，開始對當地40歲以上的人做癌症篩檢，以了解癌症與烏腳病的關係。

當地一再期盼，政府能成立烏腳病研究中心，讓居住於盛行區的上百萬住民，從此免於烏腳病的威脅。許文憲強調，他不希望二十年後，還看到有人因烏腳病被截肢，「不管誰當政，都有這個責任。」

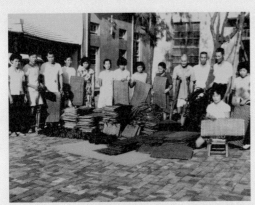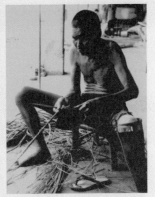

為了幫助患者治癒後有謀生技藝，診所旁設立手工藝研習所，教導病患編織草蓆等手工，讓病患自力更生（圖片來源／台灣烏腳病醫療紀念館）。

砷中毒危機，有全球化趨勢

　　然而，就在大家逐漸淡忘了烏腳病的悲鳴時，專家卻再度提出預警：烏腳病雖已少見，威脅仍在，而且有全球化發展的趨勢。國際知名的砷中毒研究專家，當時的台大公共衛生學院院長、中央研究院院士陳建仁指出，由於河川污染，水源日漸枯竭，各國逐漸轉往地下尋求水源，像亞洲的中國、菲律賓、蒙古，東歐的羅馬尼亞，南美的智利、阿根廷、墨西哥等國，正值經濟起飛時期，工業污染河川，居民改抽地下水飲用，結果造成近年來砷中毒案例頻傳。

　　陳建仁解釋，超抽地下水後，因壓力關係，易致空氣中的氧化物滲入地層，遇水後形成酸性物質，而與地層礦中的無機砷結合，將無機砷帶入地下水層，久而久之，會使得原來含砷量不高的地下水，砷濃度也可能超過安全標準。若長期飲用，將造成砷中毒。

　　1986年12月，美國環保署為了瞭解無機砷對人體的危害，尤其是當時全球尚無完整的含砷量與人體癌症效應之探討文獻，因而特別在巴爾的摩舉辦了一場公聽會，邀請曾文賓、陳建仁、林瑞雄等長期觀察、研究烏腳病的國內學者參加。會中，以曾文賓在1968年、1977年所發表的論文為基本資料，進行探討。曾文賓對於當年不受重視的研究，多年後竟有幸成為美國研討的主軸，

有機會受邀發言，他至今回想起來，仍感欣慰。

台灣經驗，各國借鏡的珍貴史料

　　後來，美國環保團體竟據以控告他們的環保署，指其負責監測的飲用水含砷量過高，使用水人受害。結果，美國環保署敗訴，法院判決環保署必須嚴格限制飲用水的含砷量。美國因而再度引用我國烏腳病流行病學調查資料，即陳建仁等人在1988發表於知名醫學期刊《刺胳針》的論文。該論文指出，我國烏腳病居民飲水含砷量，和各種泌尿道癌症、皮膚癌等罹患率有明顯相關，而且呈現劑量效應關係；即飲水愈多、愈久，癌症罹患率也愈高。促使美國因而將飲水含砷量標準，一舉由原來的0.05ppm，大幅降至0.01ppm，並自2000年12月31日起實施。

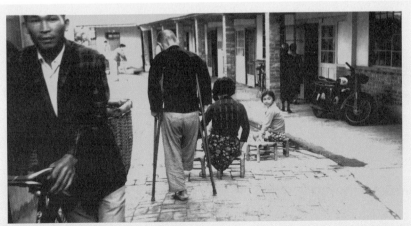

截肢後的烏腳病患，即使行動不便，仍然尋求生存下去的勇氣（圖片來源／台灣烏腳病醫療紀念館）。

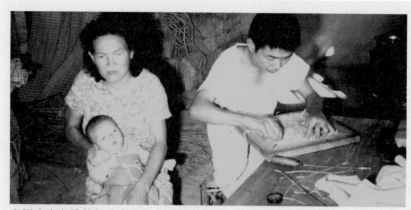

烏腳病患者雖然無法出外工作，藉由製作手工藝品仍能貼補家用（圖片來源／台灣烏腳病醫療紀念館）。

　　此外，包括新疆、內蒙古、孟加拉、印度等地區，在進行高含砷飲水調查時，也多採用台灣研究的成果，證實台灣醫界從事此一地區性疾病防治經驗，已成為世人評斷飲用水安全與否時所借鏡的珍貴史料。遺憾的是，這些用無數悲劇人生所換來的經驗，國內卻未予採納。

　　陳建仁指出，飲水中含砷量要低於0.05ppm，是當前全世界普遍採行的標準，但台灣西南沿海及蘭陽平原地區飲水含砷量都超過0.05ppm，而且遇枯水期時，自來水公司往往會抽取地下水應急；估計全國含砷量超過0.05ppm標準的地下水，約占5％。因此，他建議，即使水公司在成本考量下，不願跟進美國標準，至少也應在抽取地下水時，做好砷含量的監測工作，以喚醒國人提高警覺，從此終結「烏腳病」這個台灣公共衛生發展的「歷史斑點」。

婦幼衛生

為國民健康扎根
為公共衛生奠基

楊惠君

婦幼衛生是國民健康的根基。近半個多世紀以
來，台灣公共衛生的發展能長足進步，婦幼保健
計畫的落實，應是最重要的基礎。

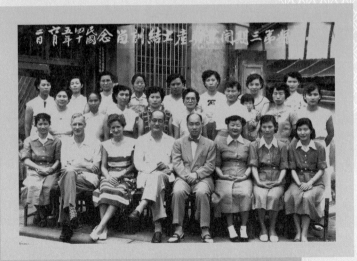

政府為推廣婦幼衛生，成立婦幼衛生研究所，負責助產
士訓練，並鼓勵助產士下鄉開業服務。圖為1956年助產
士訓練結業照（圖片來源／台灣婦幼衛生協會）。

對照今天婦女生產時，有優生保健諮詢、產前篩檢，新生兒有先天遺傳疾病篩檢、預防接種等，為產婦及新生命提供周詳的健康照護。40～50年代的婦女，生產對她們而言，卻有如賭命般，俗諺云：「生贏燒酒香，生輸四塊板」，正足以反映那個年代裡，婦女生產「拚生死」的高風險。

當時社會普遍缺乏醫師、助產士，一般民眾衛生知識也不足，只有富貴人家的媳婦生產，才請得到大夫出診；一般人請得起助產士，已經算不錯了。情況好一點的，求助赤腳仙仔，沒錢的，只好到廟裡求香灰，到時交由「土法煉鋼」的「產婆」接生，有些產婦甚至自己在家裡DIY生產起來。

根據衛生署婦幼衛生研究所統計，1964年以前，產婦由醫師接生的比率低於20％，37％由開業助產士接生。當時全省371個鄉鎮市區中，還有高達108個鄉鎮裡，連一名開業助產士也沒有；而32％的產婦，是由不合格的人員接生。這些數據足以說明當年婦幼衛生的貧瘠與落後情形。

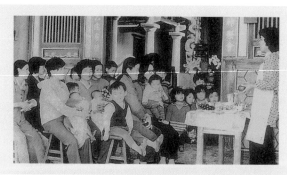

廟口前擺幾張椅子，請婆婆媽媽扶老攜幼排排坐，就是現成的「健康教室」（圖片來源／衛生福利部出版之《台灣地區公共衛生發展史照片選集（二）》）。

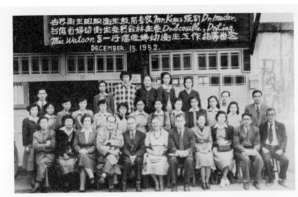

1950～1960年代，國際衛生組織、聯合國兒童基金會安排專家到台灣指導各項婦幼衛生工作。圖為三名外籍顧問至東勢指導當地助產士和衛生人員（圖片來源／台灣婦幼衛生協會）。

婦幼衛生工作的起步

政府介入婦幼衛生工作，是從1952年成立「台灣省婦幼衛生委員會」起步。當年台灣歷經二次大戰及國民政府搬遷來台，兩次政局動盪，民生凋敝，百廢待舉。聯合國兒童基金會為了協助台灣社會重建，當時即與台灣省政府衛生處簽約合作，由聯合國每年撥款，提供物資及派遣專家來台，協助台灣推展婦幼保健工作。台灣婦幼衛生事業也由此步入正軌。

至1959年，「台灣省婦幼衛生委員會」擴大編制為「台灣省婦幼衛生研究所」，這也是國內第一個專責推廣婦幼衛生的機構，職掌婦幼衛生工作人員的訓練、婦女孕前衛生工作及觀念推廣、設置牛奶站、鼓勵助產士下鄉執業、實施托兒所、幼稚園兒童的健康管理、幼兒寄生蟲防治、婦女癌症防治、優生保健等多項計畫。

營養不良竟成婦幼健康殺手

　　媽媽與小孩即使通過了生產的考驗，也不能保證就此健康、順利、平安。由於戰後物資匱乏，社會普遍窮困，生活條件惡劣，因此，「營養不良」竟成了婦幼健康的殺手。加上環境衛生不佳，潛伏四處的病毒、細菌、瘟疫流行，更讓脆弱的婦幼人口危機四伏。

　　根據當時衛生署的資料顯示，1960年，台灣嬰兒死亡原因以傳染病，如肺炎、腸胃疾病為主；而妊娠毒血症、產後大出血、敗血症則是孕產婦的主要死因。第十屆醫療奉獻獎得主、早期助產士劉張換女士回憶，當時許多婦女在家生產，由有生產經驗的婆婆、姑嫂代為剪臍。由於沒有專業的護產人員和消毒設備，很多產婦死於難產或大出血，新生兒感染破傷風而死亡的案例也層出不窮。

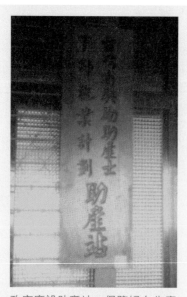

政府廣設助產站，保障婦女生產時可受到安全衛生的接生服務（圖片來源／台灣婦幼衛生協會）。

　　為了降低孕產婦死亡率，讓生產成為喜事而非喪事，婦幼衛生研究所決定以實際行動，鼓勵

助產人員下鄉，讓婦幼生命更有保障。因而在1966年開辦「獎勵助產士下鄉執業計畫」。

廣設助產站，提高接生安全率

時任婦幼衛生研究所所長的范光宇說，當時每年約有200名護產學校畢業生，合格助產士的人力其實已足夠供應當時社會所需。問題是，大多數助產士都不願到偏遠的鄉下或山區服務。因此，合格助產士除了在較繁榮的鄉鎮上班或執業外，許多都賦閒在家，或是轉業吃別的「頭路」，造成人才浪費。為改善此一人力供需失調的現象，婦幼衛生研究所向聯合國兒童基金會申請，要求提供醫療器材補助，並向省政府爭取預算，以提高獎助金方式，吸引助產士下鄉服務，並在偏遠鄉鎮廣設「助產站」。這一招「利誘」果然奏效。在最高峰時期，全省共設了360個「助

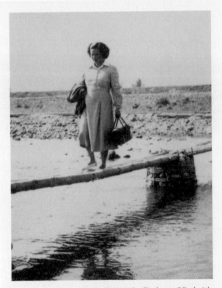

1950年代，助產士不分晝夜，跋山涉水，隨時到產婦家訪視，更幫助國人降低生產的危險，是備受民眾尊重的行業（圖片來源／台灣婦幼衛生協會）。

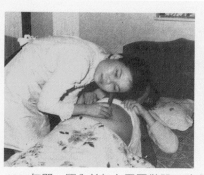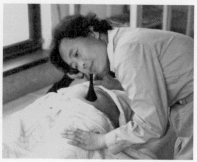

1950年間，國內並無心電圖儀器，助產士到孕婦家中進行聽診產前檢查，以木製胎心筒測量胎兒心跳（左圖來源／衛生福利部出版之《台灣地區公共衛生發展史照片選集（二）》，右圖來源／台灣婦幼衛生協會）。

產站」，只要婦女生產時向助產站求援，都不難得到安全、衛生的接生服務。

一連四期的五年計畫結束後，孕產婦安全接生比率大大提高。自1950年以來，五十多年來，台灣孕產婦的死亡率，由每十萬例活產，孕產婦死亡數749.9人，降至9.2人，降幅達98.7%。嬰兒死亡率也從1906年的每千例活產中，有154.1嬰兒死亡，降為6.4人，減少了95.8%。目前孕婦接受產前照護的比率也高達98.4%；新生兒接受先天代謝疾病篩檢率達98.4%，安全接生率更高達98.4%。這份成績可直追先進國家。

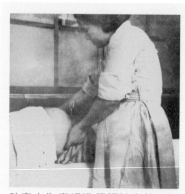

助產士為產婦進行觸診產檢，以敏銳的雙手和豐富的經驗，觀察胎兒的活動情形、胎位是否正常（圖片來源／台灣婦幼衛生協會）。

1980年代以後，醫院、診所

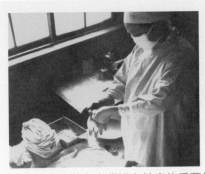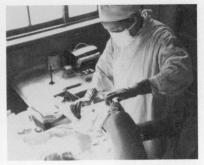

安全接生是奠定台灣婦女健康的重要根基，可降低產婦的死亡率。圖為助產士以完善的防護措施替產婦進行接生，並為產婦穿上腳套、覆蓋治療巾，保護產婦和新生兒免於感染的威脅（圖片來源／台灣婦幼衛生協會）。

漸漸普及，助產士推動安全接生的任務，也就此告一段落，逐漸為街頭林立的婦產科診所或醫院婦產科所取代。原來的鄉村助產士經衛生單位輔導，逐步轉型為公共衛生護士或保健員，繼續擔任推動婦幼保健工作的前鋒。如今產婦到醫院診所生產，已經是常態，助產士成了「夕陽手工業」。許多一手創下光榮接生紀錄的助產老前輩，目睹此一人事滄桑，無不感慨，並向醫界與衛生主管機關疾呼，希望社會肯定助產士的專業貢獻，倡導到府協助生產，保障她們發展的空間。

地段護士深入社區，到府服務

范光宇說，安全接生是奠定台灣婦女健康最重要的根基。不過，安全接生雖可降低婦女的死亡率，婦女的衛生保健仍普遍被忽略。身為全家健康及生活主要照顧者的婦女，一般而

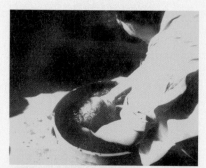

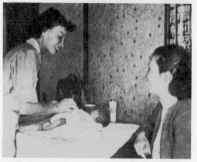

助產士在接生三天後會再到產婦家訪視，檢查新生兒的健康狀況，也教導產婦生產後的護理知識、育嬰技巧（圖片來源／台灣婦幼衛生協會）。

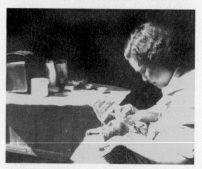

生產過程中，新生兒眼睛容易受到細菌感染，助產士為新生兒清潔眼睛，再用抗生素做相關治療（圖片來源／台灣婦幼衛生協會）。

言，不僅醫療衛生知識貧乏，健康自覺性也嚴重不足。以孕婦為例，不少孕婦第一次接受產檢，往往就是要生產的時候。1966年的統計顯示，台灣孕婦接受產前檢查的比率僅7.2％，即可說明當時婦女衛生保健概念之不足。

1969年，婦幼衛生研究所決定進一步推動「婦幼健康管理計畫」，不只要提供及保障婦女生產的安全，更要擴及婦女生活的整體健康。因而要求公衛護士要走出衛生所，深入社區，提供到府服務。舉凡子宮頸抹片篩檢、乳房自我檢查的指導、優生保健、產前衛生指導、預防接種、營養諮詢及補給等，都是婦幼健康關懷的內容。而針對孕產婦及嬰幼兒進行的產前、產後及健康門診，責任就落在稱為「地段護士」的公共衛生護士身上。她們每週至少要進行兩次家庭訪視，以了解婦幼生活及健康的情形。

她們一方面如鄰里故舊般的給予親切的問候，一方面進行衛生教育的宣導，以提升民眾衛生知識和自我保健的觀念。這些地段護士身著白衣、藍裙，加上寬邊帽，提著工作包，或步行，或騎腳踏車，不畏風雨，穿梭於街頭巷尾間，把家家戶戶的健康當做自己的事。這群默默奉獻的台灣公共衛生尖兵，是守護基層婦幼衛生的天使。

想起那段日曬雨淋，日也忙，夜也忙的家庭訪視經歷，一些資深公衛護士至今猶感歎，即使是初出校園的「美少女」，經此番風吹雨打，很快也會折損成「歐巴桑」。尤其是開同學會時，和留在醫院及診所服務的昔日護校同窗比起來，她們因飽經風霜，就顯得「粗勇」多了。而且，她們普遍有鬧胃痛和體重過重的職業病。因為每拜訪一戶人家，大家都知道，她們是來幫忙自個兒的。純樸的民風，特別好客、熱情，常常人一上門，受訪的家戶就殷勤奉茶或

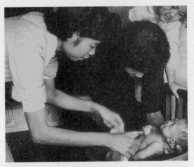

公共衛生護士到府服務，指導產婦做嬰幼兒護理工作（圖片來源／衛生福利部出版之《台灣地區公共衛生發展史照片選集（二）》）。

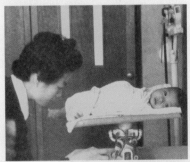

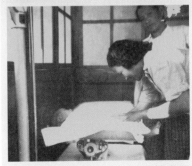

公共衛生護士為新生兒進行健兒門診，測量並記錄體重，給予產婦照護指導（圖片來源／台灣婦幼衛生協會）。

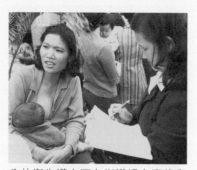

公共衛生護士正在指導婦女產後和嬰兒保健的注意事項（圖片來源／台灣婦幼衛生協會）。

飲料招待。白衣天使也不好全然推拒。但一天10～20戶跑下來，日積月累，茶水喝多了，不免傷胃，飲料及甜食吃多了，自然胖囉！不過，從這裡可以看出，早期的公衛護士把婦幼衛生的扎根工作，做得多紮實。

這種主動出擊、地毯式的衛教服務，不但大大降低了孕產婦及嬰幼兒的死亡率，也改變了婦幼人口健康的狀況。到了1985年，孕產婦的死亡原因，已由娠毒血症、產褥期併發症，取代了早期的產後大出血；嬰幼兒的死因也由傳染病，演變為源於周產期的疾病、先天畸形及意外事故為主。

1980年代以後，孕產婦及嬰幼兒的健康管理工作，已漸漸轉由醫療院所體系接手。此後，影響婦幼健康的關鍵，已不再是醫療資源的普及度，而是醫療院所的服務品質。政府也從醫

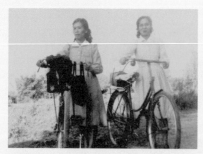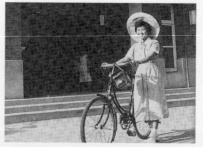

早期衛生所的公共衛生護士肩負使命，騎著腳踏車深入各角落，以家庭訪視提供民眾保健服務（圖片來源／台灣婦幼衛生協會）。

療提供者的角色，退居幕後成為監督者，轉而加強醫療院所的管理。1995年全民健保開辦後，孕婦產檢和嬰幼兒健康檢查均納入健保服務項目，醫療的可近性大幅提高。此時，台灣婦女產前檢查比率已高達99.4%，產後照護也達77.5%，以婦產科醫療院所提供最多服務，婦女健保照護至此時已不虞匱乏。

我是喝「聯合國奶水」長大的

台灣1960年前後出生的民眾中，有不少人從小是喝「聯合國奶水」長大的。

早年，台灣人生活困苦，政府財政困難，國民普遍缺乏營養，特別是營養需求最高的嬰幼兒及孕產婦，沒奶水喝，沒有營養品補充。營養不足是當時嬰幼兒及孕產婦死亡率居高不下的主要原因。當時台灣仍是聯合國的創始會員國，政府因而向聯合國兒童基金會求援，希望能提供相關的物資救助。1955年起，聯合國每年提供台灣奶粉、豆粟奶粉、魚肝油、鈣片等營養品，專供婦幼改善營養狀況。這項救助至1968年為止，估計14年間，受益的婦女和嬰幼兒達50萬人次以上。

不過，在1972年台灣退出聯合國時，婦幼保健相關計畫曾一度中斷外援經費。當時不僅政局動盪不安，人心惶惶，不少長年靠聯合國營養品過日子的家庭，「生計」也立刻受政治

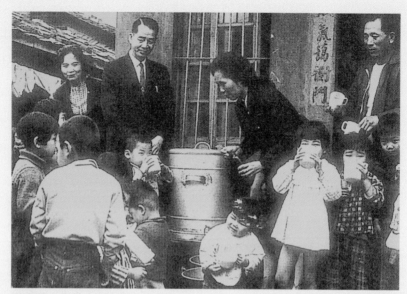

聯合國兒童基金會提供牛奶站，援助我國鄉村兒童營養補給。左二為當時的台大公共衛生研究所所長陳拱北（圖片來源／衛生福利部出版之《台灣地區公共衛生發展史照片選集（二）》）。

影響。范光宇說，1971年2月，他才代表台灣出席聯合國理事會，並向大會爭取到25萬美元經費，用來改善「台灣婦幼營養計畫」。當他正準備大張旗鼓，擴大辦理婦幼營養補助計畫時，沒想到，當年11月台灣即決定退出聯合國，經費也因此告吹，讓該項計畫中斷達四年之久。

排隊領熱牛奶，辛酸又溫馨的記憶

直到1975年，婦幼衛生研究所才爭取到省政府的預算補助，婦幼營養計畫也才得以繼續推動。但囿於經費，此計畫只

能提供給嬰幼兒死亡率較高、山地或偏遠地區及離島低收入戶家庭的營養補助。

當時，衛生局、衛生所多利用門診、巡迴醫療、家庭訪視的機會，主動了解並掌握營養不良的個案，再定期發送各種免費營養品，如嬰幼兒綜合營養劑、孕產婦綜合營養劑、含鈣營養品，及全脂奶粉等給需要的對象。由於擔心發放的營養品未實際用於缺乏營養的幼童身上，政府還繼續在各鄉鎮設置「牛奶站」。那些「登記有案」的營養不良孩童，平常吃不飽、穿不暖，每天早上起床第一件事，就是急著到「牛奶站」報到。一大群光著腳丫、骨瘦如柴的小毛頭，擠在「牛奶站」前排隊，等候領取一杯熱騰騰牛奶的景象，曾經是多少人在記憶深處，令人辛酸又溫馨的畫面。當時，這杯300cc的牛奶，可是很多孩子一天最主要的營養來源。

直到1980年代後，台灣經濟起飛，家家戶戶經濟條件及生活大幅改善，幼兒不再愁沒得吃穿，牛奶站才功成身退。但相繼而來的是「少子化」的家庭裡，兒童備受呵護，常養成偏

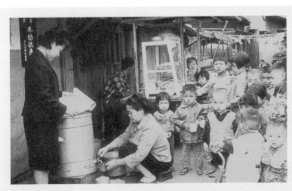

1950年起，台灣省婦幼衛生研究所在聯合國兒童基金會支援下，在各地廣設牛奶站，供給前來排隊喝牛奶的兒童，以改善兒童因營養不足導致生長發育遲緩，對傳染病抵抗力低的問題（圖片來源／台灣婦幼衛生協會）。

食、喜好速食的偏差飲食習慣；加上不愛運動，竟產生「營養過剩」的問題，自幼即種下慢性疾病的危險因子。

雖然喝了牛奶，滿足了基本營養需求，但仍然談不上幼兒保健。幼童非得進了小學，才有學校的校護以簡略的寄生蟲、砂眼等檢查，為其健康把關。1969年婦幼衛生研究所試辦「台灣省農村托兒所兒童保健工作試辦計畫」，先選定偏遠地區的7縣市試辦，針對學齡前幼兒實施定期健康檢查，並採取預防兒童傳染病的各項措施。

1973年《兒童福利法》通過，衛生單位為配合該法，延伸嬰幼兒健康照護的網絡，於1976年通過「台灣省托兒所、幼稚園兒童健康管理計畫」。自此，政府全面推行公、私立托兒所和幼稚園的幼童保健工作，衛生所醫護人員則和托兒所、幼稚園教保人員合作，定期為幼童進行健康篩檢、傳染病防治、預防接種、寄生蟲防治、口腔保健、心理衛生、兒童事故傷害防治、視力保健等措施，以彌補學齡前兒童保健工作的空白。

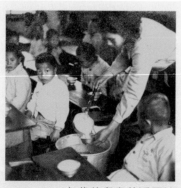

1950～1960年代的兒童普遍因缺乏營養引起對稱性口角炎，學校老師為學童盛裝聯合國補助的牛奶，以補充營養（圖片來源／台灣婦幼衛生協會）。

這項計畫自1976年起步，在實施21年後，到了1997年，納入幼兒保健網的托兒所和幼稚園已有5,500所，受益兒童計有45萬人次以上。1～4歲幼兒死亡率，也由1977年的十萬人

143.4人，降為1997年的59.33人；幼童蟯蟲罹患率則從1988年的23.09％，減至1997年的5.69％。

1998年，台灣爆發一場空前的幼兒腸病毒71型大流行，造成78人死亡，多名兒童留下肢體麻痺等後遺症。一時間，各媒體爭相報導，家長為之恐慌。衛生單位為平撫民心，除了加強疫情爆發發布的管制外，也加強衛教宣導，從托兒所及幼稚園著手，要求勤洗手，以遠離腸病毒。由此可見，托兒所和幼稚園仍是學齡前幼兒推行保健工作的重要管道。

婦癌防治從積極推廣篩檢做起

從1982年起，癌症即高居國人死因首位，而子宮頸癌和乳癌，更是婦女健康的頭號大敵。其中，子宮頸癌自1971年起，即盤踞婦女癌症第一位，二十多年來發生率遽增8倍餘；乳癌則名列婦女癌症第二位，發生率激增了12倍，台灣成為全球子宮頸癌高發生率的地區，癌症防治因而躍居婦女保健的首要之務。

所幸這兩大婦女癌症，透過子宮頸抹片檢查，和乳房自我檢查，都可及早發現，若能及早治療，其存活率比起其他癌症要樂觀很多。另外，子宮頸癌與乳癌篩檢的成本低廉，推廣起來，也符合公共衛生的經濟效益。因此，政府將其列為國家癌症防治的重點。1982年起，婦幼衛生研究所率先實施「台灣省

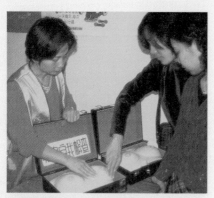

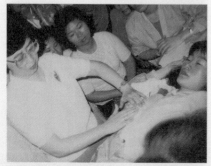

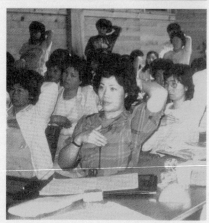

婦女接受衛生所指導，學習乳房自我檢查（圖片來源／台灣婦幼衛生協會）。

婦女癌症防治計畫」，責成各縣市衛生局、衛生所，積極舉辦防癌座談與宣導活動，對婦女提供子宮頸抹片採檢服務。

　　由於癌症步步進逼國人的健康，1992年，當時的衛生署開始擴大宣導「台灣地區子宮頸癌防治」活動，並進一步建立台閩地區子宮頸抹片篩檢資料庫。次年，在「國民保健計畫」中，針對子宮頸癌防治，加入了積極推廣婦女子宮頸抹片檢查項目，且將子宮頸抹片檢查納入健保給付，提供30歲以上婦女每年免費篩檢一次；若連續三年檢體呈陰性者，每三年再給付一次。如此，由中央到地方，全面投入防癌工作，配合醫療資源和健保給付，只是成效卻差強人意。

　　至1997年止，30歲以上婦女每年接受子宮頸抹片篩檢率僅23％。調查顯示，對子宮頸抹片檢查有正確認知者，只有30％。乳房自我檢查成績更

不如預期，據婦幼衛生研究所調查發現，婦女在接受乳房自我檢查指導半年後，每月能按時自我檢查者僅19.1％，仍不會自行檢查者有32.9％。婦女接受子宮頸抹片檢查意願不高，能定期乳房檢查者也不多，成為未來婦女保健工作的新挑戰。

六分鐘，護一生

為了提升台灣婦女子宮頸抹片檢查的篩檢率，當時的衛生署強力要求各縣市衛生局，三年內一定要交出成績單。基層衛生人員在試過各種宣導策略後，不約而同地發現：把醫師與診療室直接搬到公共場所，在人潮聚集的活動現場提供抹片檢查服務，最容易收效。

星期日上午九點，車身漆著「子宮頸抹片採檢車」字樣的小巴，緩緩駛入社區，一旁等候多時的衛生所護士，立刻擺起桌椅，掛起布條，等候民眾上門。社區的主委和里長伯則四處廣播，邀請社區的婆婆媽媽們趕快到活動中心來，接受免費的健康檢查。過了10～20分鐘，歐巴桑們三三兩兩地聚攏了，她們探頭探腦，不斷詢問相關問題，最後才怯生生地靠過來。熱心的公衛護士先將衛教傳單奉上，然後依檢查登記表，逐一問起基本資料。填完資料、做完檢查，還不忘送上小小紀念品做為鼓勵，同時不忘叮嚀：記得明年再來。

最近這些年，這樣的情景在台灣各地的社區活動中心、大型公司行號，甚至菜市場、各種大型園遊會中，頻頻出現。不一樣的是，有時是在採檢車上受檢，有時則是像野戰醫院般，在臨時搭起來的診間裡受檢。

市場、學校、百貨公司，只要有人潮的地方，衛生所便以「地攤」精神到處去「擺攤」，辦臨時篩檢站，公衛護士和志工媽媽站在街頭，攔下每一位路過的婦女，認真邀請她們「多愛自己一點」，接受抹片檢查。就這樣，很多人在一知半解下，經公衛人員苦口婆心，好言相勸，只好半推半就。此舉不僅為自己的健康把了關，又多了一分保障。

當然，公衛護士為了突破「業績」，千辛萬苦地四處「拉客」，衛生局甚至誘之以利，提供「贈品」、舉辦抽獎活動，對受檢率的提升，功勞不小。時任台北市衛生局局長的葉金川，提到衛生所設攤，公衛護士在街頭巷尾忙著拉客做抹片檢查的情景，半開玩笑說：「這種做法，只有開發中國家才看得到。」但也就是這種不計「落後」形象的做法，才讓台灣地區婦女抹片篩檢成績，在短短兩、三年完全改觀。

以基隆市衛生局局長陳耀德為例，他在擔任台北市士林區衛生所所長時，就以推廣抹片檢查的成績著稱。傳言他連選拔護理長，都以抹片檢查率為指標。士林衛生所的護理同仁一提到當時在陳所長帶領下，認真執行抹片檢查工作的情形，都

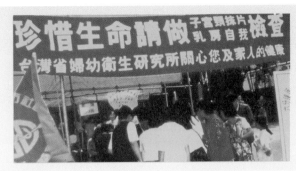

1980年代開始,婦幼衛生研究所實施婦女癌症防治計畫,在社區或公共場所舉辦宣導活動,呼籲婦女接受子宮頸抹片檢查和乳房自我檢查(圖片來源/台灣婦幼衛生協會)。

認為,只有八個字可資形容,那就是:「拋夫棄子、全年無休」。而陳耀德一到基隆市衛生局當局長,基隆地區的抹片檢查績效,果然立刻躍居全國之冠。

衛生署的政策目標是,三年內讓全國70%的30歲以上婦女,至少接受過一次抹片檢查。因此,不惜耗費人力,從戶政資料中列出30歲以上婦女名單,讓衛生所公衛護士按址尋人,千方百計,就是要把她們送上產檯做抹片檢查。

中央逼得緊,地方也不敢鬆懈。一名離島地區的抹片檢查推廣計畫承辦人說:「放眼望去,整個島上30歲以上的女人都做過了,就是達不到衛生署用戶籍人數推估的目標數。因為,島上的人多半到台灣討生活去了,難不成要衛生局派人到台灣,把這些人一個個找出來,接受抹片檢查?」

除了抹片檢查採主動出擊策略外,在宣導上,衛生署也比過去活潑不少。衛生署透過專業的廣告行銷,邀請大牌明星代言,喊出「六分鐘,護一生」的子宮頸抹片篩檢口號,讓台灣婦女幾乎人人可以琅琅上口。除了找來影視紅星宣傳外,政府

女性首長也曾為衛生署代言抹片檢查宣導廣告。有趣的是，這些廣告固然收效宏大，不過也帶來始料未及的困擾。

在臨時篩檢站，常常有年紀輕輕的女性跑來，言明要接受子宮頸抹片檢查，一問之下，發現她們很多未滿30歲，或是未婚，讓負責收案的公衛護士傷透腦筋。一來健保不給付30歲以下婦女的檢查費用，總不能讓採檢的單位做白工；二來未婚婦女接受抹片檢查，如不先說清楚，可能惹出意外的麻煩。國內就曾發生過，年輕女孩做了抹片檢查後出血，嚇壞了醫師，後來才發現，是抹片檢查時弄破了處女膜所致。「唉！該來的不肯來，不該來的卻來了。早知道，就請文英阿姨或楊麗花來拍廣告。」一名剛被老阿婆拒絕抹片檢查的公衛護士懊惱地說。

不過，近年來台灣地區的年輕人性行為愈來愈開放，第一次性經驗的年齡層愈來愈低，子宮頸癌的高危險群也正在擴大中。國民健康署目前建議，凡有過性行為者，需每年定期做子宮頸抹片檢查。30歲以上婦女每年檢查一次，只需付掛號費50元；30歲以下女性需繳交150元費用，擴大了對婦女健康的保護傘。

建立新生兒先天疾病篩檢網

今日孕產婦與嬰幼兒的基本醫療與健康照顧都不虞匱乏，

但如何提供優生保健諮詢,避免新生兒罹患先天性畸形和遺傳疾病的發生,讓每一個生命都能有幸福的起步,是婦幼保健工作另一項艱鉅的挑戰。

統計顯示,80～90年代,先天性畸形在國內仍為新生兒及嬰兒死因第二位。當時的學者專家估計,各種重度的先天畸形兒約占所有活產嬰兒的3～4%,換算下來,台灣地區每年約有一萬多名先天異常兒出生。這些有問題的新生兒,有的是染色體異常,如唐氏症;有的是代謝異常疾病,如黏多醣症;有的是懷孕過程中,母體或胚胎受到傷害,如腦性麻痺;還有許多不明原因的基因突變,嚴重威脅下一代的生命及成長。

1984年《優生保健法》完成立法。次年,施行細則公布後,正式上路,台灣婦幼保健的防疫網邁入另一紀元。衛生單位開始規劃優生保健服務網,積極展開婚前健康檢查、產前遺傳診斷、新生兒先天性代謝疾病篩檢、優生健康檢查及遺傳諮詢等服務,大力推動優生保健工作。台灣的幼兒保健自此進入預防醫學時代。

當時,提供婚前健康檢查服務的醫療院所已有180家,提供羊膜穿刺產前遺傳診斷有252家,臨床細胞遺傳學檢驗

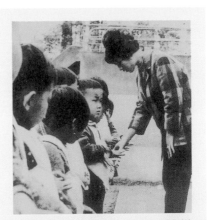

1961年台灣省婦幼衛生研究所舉辦兒童朝會清潔檢查活動,教育孩童養成良好的生活衛生習慣(圖片來源／台灣婦幼衛生協會)。

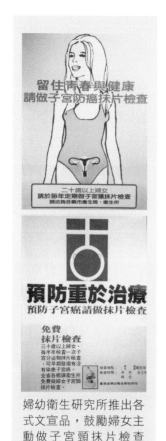

婦幼衛生研究所推出各
式文宣品，鼓勵婦女主
動做子宮頸抹片檢查
（圖片來源／台灣婦幼
衛生協會）。

單位有21家，新生兒先天性代謝疾病篩檢則有866家。這些優生保健資源散布各地，醫療服務網的建構已日趨普及。以唐氏症為例，其發生率是千分之一，不管年紀輕或年紀稍長的孕婦，都有可能生下唐氏兒。過去台灣每年有300～400名個案，如今產前檢查普遍，在優生保健醫療服務推廣後，2000年的統計顯示，每年唐氏症新生兒已降至130名左右。

此外，新生兒先天性代謝疾病篩檢，也是優生保健的重點，希望藉此杜絕先天疾病的悲劇。1985年起，當時的衛生署對新生兒展開苯酮尿症、先天性甲狀腺低功能症、高胱胺酸尿症、半乳糖血症，以及楓漿尿症等五項新生兒疾病篩檢服務。透過此一新生兒先天異常疾病篩檢新項目，平均每年約可找出2000、3000名代謝異常個案。早期發現的個案，若及早治療，也可有效提高病兒的存活率，將可能的後遺症降至最低。台灣目前新生兒先天異常疾病篩檢率幾乎達99％，比日本還高。

不過，社會生活型態丕變，現代人又多半晚婚、晚生；再加上傳統重男輕女觀念仍難根除，不管出於當事人自願，或迫於家庭壓力，想一舉得男的夫妻，仍大有人在。在此風氣下，像絨毛膜採樣檢查等產前診斷技術，臨床上就被濫用為判斷胎兒性別的利器，不少婦產科醫師樂得以此拉住病人。殊不知，有多少不被期待的女娃生命，就這樣提前自人生舞台「畢業」了。有些醫師競相以在懷孕早期判定胎兒性別為號召，結果竟出現部分受檢的胎兒日後成了先天畸形兒。醫界強烈懷疑，在懷孕早期接受絨毛膜穿刺檢查，是影響胚胎發育的原因。這些生殖科技的濫用，除了須以法令加強規範外，更需醫療人員恪守專業倫理，才能杜絕。

早期療育漸受重視

1996年台北市高中聯考放榜，狀元孫嘉梁竟然是自小常被人嘲笑為「白痴」、「怪物」的腦性麻痺兒。三年後，他再度以優異成績，獲推薦甄試，進入台大數學系與資工系雙主修就讀。孫嘉梁的故事讓社會注意到，這些肢體殘障或心智障礙兒，是「不一樣的天使」，不但和所有孩子一樣，是父母心中永遠的寶貝，只要給他們公平的機會，憑著超人的毅力和努力，這些孩子也可能出類拔萃，成為社會上有用之才。

但孫嘉梁畢竟是極少數的個案。多數為人父母者，一旦生下了身心障礙兒，往往連自己也無法接受。過去，先天畸形兒遭棄養的事件層出不窮，根本沒有長大的機會。至於不忍割捨親情的父母，要照顧身心障礙兒，不僅須飽受社會異樣的眼光，隨著孩子長大、就學、就業及交友，一道一道的障礙和考驗也隨之而來，對家長和孩子都是嚴苛的考驗。每一個身心障礙兒的家庭，都有一串串令人鼻酸的故事。

於是，衛生單位開始重視身心障礙兒的早期療育，各縣市的衛生局都設有早期療育的轉介服務，以期望讓每名身心障礙兒都能獲得最適切的照護。研究證實，身心障礙兒若能在0到3歲的黃金期內獲得正確診斷，給予適當的醫療、復健或特殊教育，在家長配合訓練下，他們就有機會如一般孩子，過著正常的生活，或者降低障礙的程度，提升自我照顧的能力，不致成為家人及社會沉重的負擔。

提供罕見病家全方位的照護

在醫學發展精進的90年代，國人教育水準提升，健康自覺性也大為提高，愈來愈多的先天性罕見遺傳疾病被診斷出來。這些過去優生保健網的「漏網之魚」，因為人數極少，藥品及治療性營養品需求用量不大，無法達到市場經濟規模，使得

願意投入生產、製造,或引進國內的廠商也不多,病兒往往等不到救命的藥物醫治,只能靠病家「自力救濟」,甚至出國就醫,才能找到生機。

有些罕病兒甚至是全國唯一病例,除了醫學研究者,一點也不會引起政府與社會的注意,家長照顧起來更是備嘗艱辛,而勞心、勞力之外,還得有足夠的家當來救孩子的命,其辛苦和辛酸真是不足為外人道也。光是特殊的治療性營養品,有些病童一個月就得花費數萬元,一般家庭根本無力負擔。還有些病例因為太罕見,即使家長願意傾家蕩產,也找不到廠商願意代為進口救命奶粉或藥品,許多小生命就這樣在等待中消逝了。

邁入二十一世紀,台灣已躋身開發國家之林,也開始關注弱勢族群的權益。另一方面,病患權益意識也逐漸抬頭,不少病家主動出面求援,成立了病友團體及罕見疾病基金會,喚起社會大眾對這些如「國家級」般罕見病患的關注。國內首位通過健保審核,接受酵素療法的高雪氏症病童蕭仁豪,即是國內

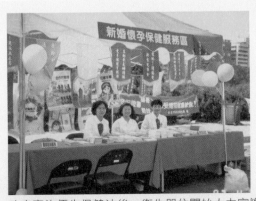
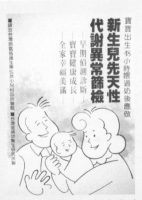
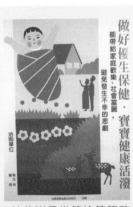

政府實施優先保健法後,衛生單位開始大力宣導婚前健康檢查、新生兒先天性代謝異常篩檢等服務(圖片來源╱台灣婦幼衛生協會)。

對罕病兒照護的第一個「奇蹟」。蕭仁豪家中已有兩名兄姊相繼因高雪氏症，在小小年紀就七孔流血而夭折。蕭仁豪的母親為保住么兒一線生機，在1998年出面求援。當時身高只有130公分，體重23公斤的蕭仁豪，脾臟已經割除，還有肝臟腫大、骨骼變形等問題，外形猶如「鐘樓怪人」，挺不起腰，必須靠輪椅代步。在社會關切下，健保局終於以專案通過昂貴的葡萄糖及腦脂合成酵素（Cerezyme）給付，成為第一例接受酵素療法的罕見疾病者。他一年半內用掉逾千萬元健保醫療給付，但如此高昂藥物換來的是蕭仁豪發育神速，不但擺脫了輪椅、枴杖，可以自己站起來，也打造了國內對弱勢病兒照顧最動人的範例。

以往常被貼上「因果病」、「鬼神附身」標籤而不願曝光的罕見病家，此後，紛紛勇敢地站出來，爭取與一般人平等的就醫權，終於促成2000年「罕見疾病防治暨藥物法」的立法，讓罕見病兒就醫權益從此受到法律明文保障，並建構起罕見疾病篩檢、諮詢的防治網絡，讓罕見病家獲得全方位的照護。

這項法案的通過，也讓台灣成了亞洲社會福利國的急先鋒，鄰國不斷來台觀摩、取經。這也是台灣兒童保健工作的新里程碑，從此台灣由普遍、一致性的照護，走向個別化的差別照護，讓台灣優生保健邁入了新的紀元。

家庭計畫

節育績效達百分百
人口結構成功轉型

林進修

「家庭計畫」，讓台灣短短二十年內，從傳統農業社會成功轉型為小家庭型態，成效卓著，蜚聲國際。它不僅是「世界第一」，也成了當今許多開發中國家實施人口計畫取法的對象。

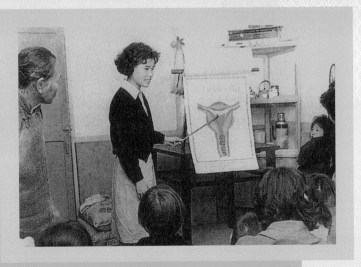

省衛生處到各鄉鎮巡迴舉辦媽媽教室，宣導避孕常識（圖片來源／衛生福利部出版之《台灣地區公共衛生發展史照片選集（二）》）。

　　如果要出版一本「台灣第一」紀錄專輯的話，你能細數多少值得台灣人傲視全球的紀錄？在醫療衛生方面，你可能知道的是，第一對坐骨連體嬰分割成功、根除瘧疾、全球第一個實施新生兒B型肝炎疫苗接種計畫；但是，別忘了，台灣由傳統農村社會三、五代同堂的大家庭，快速變遷至今日的小家庭型態。「家庭計畫」推行成功，正是台灣社會轉型，經濟、教育各方面改革的基礎。歐洲多數國家耗時一、兩百年才完成的生育結構轉型目標，台灣在短短二、三十年內就做到了，完成「不可能的任務」。

　　家庭計畫（Family Planning）一詞始於1939年，由英國率先提出，不久後，美國即宣布跟進。這項計畫以「讓每一名子

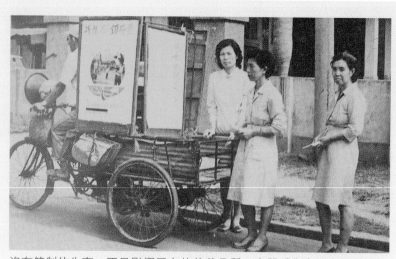

沒有節制的生育，不只影響子女的教養品質，也嚴重傷害婦女的健康。1950年代開始，政府向民眾宣導家庭計畫。圖為1963年豐原衛生所工作人員以三輪車改裝的宣傳車，沿路推廣節育政策（圖片來源／台灣婦幼衛生協會）。

女都在父母期望下生育」為訴求，實施人口計畫，提升人口品質。然此觀念遲至1950年才引進台灣，足足慢了歐美十年左右。由於當時台灣仍在戒嚴時期，政治環境敏感、特殊，推動這項政策時，不時遭遇種種困難，過程中荊棘滿布。

時任台灣負責家庭計畫規劃工作的衛生署家庭計畫研究所所長（在精省前為台灣省家庭計畫研究所）張明正解釋，當年政府遷台之初，台灣地區人口數是：1946年底，全省人口共609萬，1949年增為740萬（此數字不包括現役軍人），人口粗出生率每年直線上升，達0.042以上，人口增加速度遠高於生產力的提升。為避免因此嚴重消耗掉經濟發展的成果，「中國農村復興聯合委員會」於1949年發行了以提倡「婦女生育安全期避孕法」為主的「幸福家庭」宣導小冊100萬本，分發到各家戶。不過，當時民風保守，且多抱持「多子多孫多福氣」的傳統觀念，根本無法認同避孕這件事。輿論反映不佳，甚至傳出「陰謀論」，有人還為此上書行政院長，指控這項顛覆傳統、倫理的政策，分明是共產黨用來削弱國軍實力的陰謀，家庭計畫也因而無疾而終。

反對節育，大帽子滿天飛

1950年春，總統蔣中正在台復行視事，銳意推行本省地方

自治及政治革新。在此時空背景下，家庭計畫及人口政策再度被提及，但輿論界及中央民意代表仍抱持質疑的態度，認為節育違反國父孫中山先生遺教。節育理論是根據馬爾薩斯「人口論」錯誤的經濟學說演變而來，節育違反中國傳統儒家思想、違反我國憲法意旨、違反部分宗教教義及善良風俗、將削弱反攻復國的兵力來源、會給人聯想政府偏安一隅的苟且心態等，一時間，為反節育而祭出的一頂頂「大帽子」滿天飛。在那政治敏感、白色恐怖的年代裡，一舉將節育推向禁忌的話題。

所幸，這種偏見並未持續太久。1950年12月，農復會美籍委員約翰貝克（John B. Baker）應邀來台，參加聯合國中國同志會第九次座談會，會中發表「人口與生產的平衡」專題演講時指出，台灣人口增加過於迅速，應立即採取無痛苦的節育政策加以控制。這個倡議立刻獲得時任台灣區生產事業管理委員會副主任委員兼中央信託局局長尹仲容等人的認同，向總統蔣中正倡言節育對台灣社會的重要性，使得台灣人口政策再露曙光。

兩年後，農復會獲得美國洛克斐勒基金會和普林斯頓大學提供的部分資金及技術支持，展開人口調查實地研究。在針對雲林縣沿海鄉鎮2,404名有偶育齡婦女的調查發現，家庭生育的子女數越多，孩童的死亡率也隨之攀高，且送人收養的比例也越大。這項調查的客觀數據，說明生育子女數與生命的品

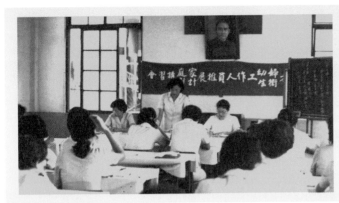

政府派駐孕前工作員到台灣各鄉鎮市區實施家庭計畫，指導民眾間隔生育、避孕知識等觀念（圖片來源／台灣婦幼衛生協會）。

質、家庭負擔的能力成反比，對反對家庭計畫者而言，頗具說服力。

農復會鑑於當時台灣可資信賴的人口資料十分有限，決定與美國駐遠東安全分署合作，在洛克斐勒基金會經費贊助下，於1952年9月聘請普林斯頓大學人口問題專家喬治・巴克萊（George W. Barclay）來台，從事台灣人口資料整理與研究，並於1954年完成「台灣人口研究報告」。

綜合這項研究報告所述，有幾個重要的結論：

一、截至1951年為止，全台人口總數仍無法確定。

二、大陸遷台人口只能約略估計，無法確定人數。

三、台灣人口的自然成長率與世界任一國家相較，都明顯偏高。

四、台灣的依賴人口占43.8%，比率明顯偏高，台灣唯有努力發展經濟，才能容納新增的勞動人口。

五、傳統觀念影響生育模式，亦增加了制訂人口政策的困
　　難。

六、建議辦理人口普查，建立可靠的人口數字資料。

開始人口普查，建立可靠資料

　　1954年完成的「台灣人口研究報告」，對台灣人口的自然
增加率、生育率、死亡率、戶籍登記及人口統計等，均有詳細
評述。報告一出版，即成為研究台灣人口發展的重要文獻，也
對當時仍空白的人口政策，發揮了及時的催生作用。

　　1955年12月，總統蔣中正指示行政院及台灣省政府儘速展
開人口普查。因而在次年9月中旬，舉辦了台灣光復後第一次
戶口普查，初步統計結果在當年12月底公布。

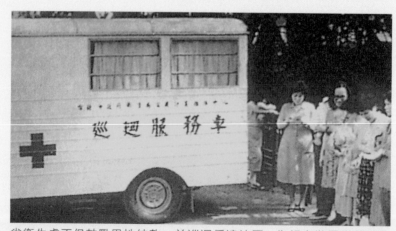

省衛生處不但鼓勵男性結紮，並巡迴偏遠地區，為婦女裝置樂普避孕
（圖片來源／衛生福利部出版之《台灣地區公共衛生發展史照片選集
（二）》）。

　　這次人口普查發現，從1946年至1956年十年間，台灣每年人口平均增加率為0.044。如果維持此增加速率不變，16年內，台灣人口即可暴增一倍。這項預估，相較農復會主任委員蔣夢麟原先估計，24年後台灣人口將增加一倍的預測，還要提早8年。眼看台灣經濟成長有限，人口增加如此快速，蔣夢麟認為，這是台灣社會發展當務之急。於是選定1959年4月13日於台北召開記者會，發表「讓我們面對日益迫切的台灣人口問題」一文，向國人說明台灣地區人口問題的嚴重性，並呼籲全民響應，唯有推行家庭計畫及節育運動，才能解決問題，也不致讓台灣人民血汗換來的經濟果實，被快速增加的人口耗盡。

　　1959年12月，台灣省政府決議全面推行家庭計畫，並將之列入「婦幼衛生」工作項目，指定由設於台中市的省衛生處婦幼衛生研究所負責。為避免民眾反感與排斥，徒增推行困擾，當時特地採用「孕前衛生」（Pre-pregnancy health, PPH）的名義，進行實質的家庭計畫。首先，分期、分批於全省各地的省立醫院及縣立南投醫院設立「孕前衛生門診」，指導前往求診的民眾如何正確使用保險套、安全素片等傳統方式避孕。

臉紅耳赤談節育

　　問題是，當時社會風氣保守，一談到生育、節育，乃至所

謂的「孕前衛生」，不少人就面紅耳赤，羞得恨不得拔腿就跑，讓工作人員傷透腦筋。為了突破瓶頸，推行單位決定調查，究竟應採取什麼方式推動節育最能收效？衛生單位認為，生育是夫妻的事，一定得同時和夫妻兩人溝通，才能奏效；接下來要解決，如何溝通才能省時省力。

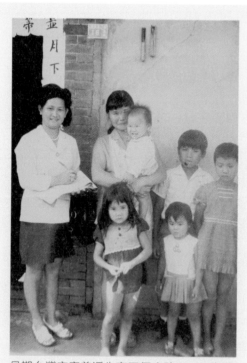

早期台灣家庭普遍生育五個小孩，1967年家庭計畫以「五三」做為推行口號，意指「婚後3年生第一胎，每隔3年再生育，最多不超過3個小孩，33歲前生育完成。」並透過孕前衛生工作員深入各家戶進行家庭訪視，成功推廣家庭計畫（圖片來源／台灣婦幼衛生協會）。

張明正說，1950、60年代，台灣連電視都還沒有，大眾傳播管道只有靠報紙、廣播、通訊或鄰里聚會等，此外，就是派員訪視，面對面溝通了。而就幾個先驅實驗發現，這事以面對面溝通的效益最大，且最好是夫妻倆都在場，效果最好；單獨找妻子溝通，效果次之；只找丈夫溝通，往往事倍功半。然而，為了要在夫妻倆同時在家的時間溝通，通常要跑

兩、三趟，就人力、時間而言，均不符經濟效益。幾經測試、討論，推廣家庭計畫的目標便鎖定妻子，作為溝通、教育的目標。

1961年10月，台灣地區家庭計畫正式起步。在南投縣8個平地鄉鎮各僱用一名「孕前衛生工作員」，派駐當地衛生所，負責登門造訪該地區已婚婦女，指導間隔生育的方法，並傳授計畫生育觀念及避孕知識。兩個月後，此工作模式擴展到全省53個人口數較多的鄉鎮市區。隔年4月，已遍及全省120個平地鄉鎮市區。張明正解釋，當初不到山地鄉登門做「家庭計畫」，主要是當時山地鄉因地理環境限制，醫療資源貧瘠，就醫條件不良，且環境衛生觀念較差，使得原住民嬰兒死亡率大多偏高，若執意推行家庭計畫，不僅有造成原住民人口負成長之虞，更可能引來族群對立。

這段期間，為了讓家計觀念落實在社會每一角落，婦幼衛生研究所人員也對會深入民間的農會推廣股長、家政指導員及農事指導員共557人，提供家庭計畫的說服、勸導、技巧訓練，請他們就近指導農村夫婦實施家庭計畫。當時推介的避孕方法以保險套及安全素片等傳統方法為主，也對少數婦女推薦安全藥膏或子宮帽來避孕。美國研發出來的子宮內避孕器「立別式樂普」（Lippes Loop，簡稱樂普），也在美國紐約人口局引介下，首度和國人見面。

五三口訣，成功宣導第一步

為了讓家庭計畫深入民心，獲得認同，1967年間，兼任台灣人口研究中心與省衛生處家庭計畫推行委員會執行祕書的周聯彬，想出了以「33333」做為宣導家庭計畫的口訣，簡稱為「53」。這口號是指：「婚後3年生第一個小孩、間隔3年再生第二個、最多生3個、33歲前生完預計的子女數。」口號推出後，由於簡潔、明白、易記，引起新聞媒體熱烈報導，也引發民眾廣大迴響，踏出了宣導重要而成功的第一步。

1969年，衛生單位再推出「小家庭、幸福多」口訣，但民意反映，此口號易被誤解為鼓勵年輕人遺棄父母。因而不久即推出修正版「子女少，幸福多」。到了1971年，年輕婦女就業人口急遽增加，為因應此一趨勢，家庭計畫又有新的「3321」花招，即「婚後3年生第一個孩子、隔3年生第二個、2個孩子恰恰好、男孩女孩一樣好」。這些都是推廣家庭計畫的口訣，人人朗朗上口，也成功顛覆了傳統「多子多孫多福氣」、「添丁添財」、「重男輕女」等觀念。

疏通觀念，阿公阿婆來座談

除了口訣一再更新外，家庭計畫執行的方式，也隨著社會

脈動改變，不斷推陳出新。家計人員發現，入伍軍人都是剛結婚，或退伍後即將成家，正是家計宣導最好的目標，因而爭取國防部支持，在新兵訓練中心課程中，加進兩個小時的家庭計畫宣導。同樣的，為了讓國家未來主人翁從小就有家庭計畫概念，也透過教育部，於1973年將家庭計畫納入國中健康教育課程。全省各地戶政事務所則在新人辦理結婚登記時，負責發放「新婚家庭計畫手冊」給新婚夫婦。

　　儘管透過宣導、教育管道，已廣開言路，但當這些孕前衛生工作員深入各家戶勸導時，仍遭到意想不到的阻力。當年擔任新竹縣峨嵋鄉衛生所佐理員的游玉嬌說，峨嵋鄉地處偏僻，除了三個人口較集中的小村落外，其他居民散居各地，他們要

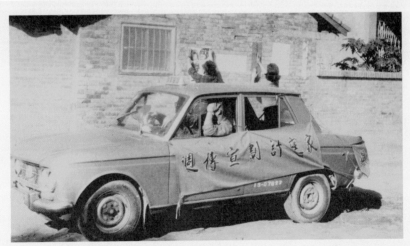

台中外埔衛生所當時向農會借汽車，掛上布條進行家庭計畫宣導週活動，圖中可看到兩名公衛護士正在貼宣傳海報（圖片來源／台灣婦幼衛生協會）。

從這一戶到另一戶人家，不僅得在丘陵小徑上跋涉20、30分鐘，還得不時提防突然竄出來狂吠的狼犬，箇中辛苦誰人知？

不過，最大的困難還是來自觀念的疏通。「當時鄉下人觀念保守，講也講不通。」游玉嬌說，每當她登門向已婚婦女談節育的種種好處時，婦女的公婆都會在旁聆聽。會劈頭反對她「說教」的，還算客氣，至少還讓她把整個家庭計畫說完；多數時候，碰到坐在一旁，不吭一聲，卻以睥睨眼光看著媳婦的，不止做媳婦的覺得渾身不自在，連她這個外人也一身冷汗，不知應該往下說，還是該就此打住。

家計人員幾乎把管制人口視為己任，挖空心思，甚至連後備軍人點召也不放過，在課程中安排了15至20分鐘家庭計畫影片及有獎徵答。此外，從1982年起，還在各縣市定期舉辦「阿公阿婆座談會」，希望藉由教育宣導，疏通老人家的觀念，以減少長輩帶給兒媳生兒育女的壓力。

叫人不要生的護士又來了！

醫療奉獻獎得主、1960、70年代在澎湖縣七美鄉衛生所服務的張蕙蘭表示，七美鄉土地貧瘠，耕作不易，居民大多出海捕魚維生，家裡人丁多，表示勞動力多，收入也多，所以每戶人家莫不努力添丁。在這種環境下，她卻公然上門，要人家媳婦

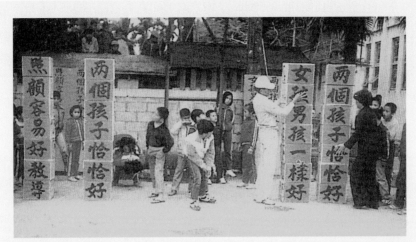

「兩個孩子恰恰好，女孩男孩一樣好！」的人口政策教育，也進入校園宣導（圖片來源／台灣婦幼衛生協會）。

節育，自然成了七美鄉婆婆們的眼中釘。只要她一出門宣導家庭計畫，沿路上，婆婆媽媽們就會高喊：「那個叫人不要生的護士，又來了！」邊喊邊叫媳婦快快躲起來，讓她備感挫折。

挫折多了，終於想出了變通的辦法。張蕙蘭會事先和媳婦約好，只要婆婆前腳出門，她就抱著大堆宣導品，從後門進去，並以最短時間，簡扼說明節育的好處及辦法。這種有如「諜對諜」的家戶宣導，張蕙蘭抱著「多做多贏」的心理，不管辛苦或委屈，做多少，算多少。此外，她還訂出「離島宣導計畫」，調派工作人員到離島，藉召開座談會、放映電影等方式，散播家庭計畫的種子。幾年下來，她們的足跡踏遍了澎湖12個島嶼。

時任澎湖縣衛生局護理督導員的陳美香還記得，有一次出任務，一出門就遇上大風浪，她和其他工作人員還是穿著雨衣，搭上小漁船，在一、兩公尺高的巨浪間穿梭前進，稍有不慎，小船翻覆，她們可能就此葬身海底。不過，怕歸怕，選上這一行，多少都有「希望改變女人、家庭命運」的使命感，她還是強打起精神，不斷安慰同行者：「放心啦！不會有事的。」最後雖然渡過一個又一個浪頭，平安完成任務，如今回想起來，仍餘悸猶存。

溫厚的人情味，讓人忘了疲憊

一路走來，雖然辛酸無限，但不乏溫馨感人的片刻。游玉嬌說，鄉下人情味濃，儘管當個不受歡迎的「勸人不要生」護士，但那個純樸的年代，畢竟都是「古意人」，每逢蔬果採收

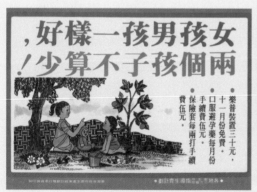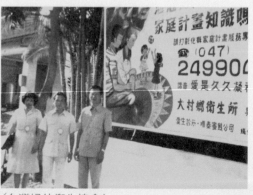

政府以活潑的看板文宣推廣家庭計畫（圖片來源／台灣婦幼衛生協會）。

期，家庭訪視完畢，對方總是大包小包地把剛採收的蔬果堆到她面前，非要她帶回家不可。時任中壢市衛生所護理佐理員吳徐文妹至今最難忘的是，有一次她在烈日下走了好久，到下一戶人家時既累又渴，才推門進去，受訪者一句：「妳們好辛苦哦！」那種貼心，頓時讓她忘了所有的疲憊。至今想起來，吳徐文妹又露出滿足、欣慰的笑容。

靠著這些基層家計工作人員的默默付出，台灣地區人口成長率總算「剎了車」，獲得控制。擔任台灣省家庭計畫研究所首任所長長達二十幾年的孫得雄表示，歐美花了足足兩百年，才改變人口增加的型態，台灣卻只花了二十多年，即達成此一目標。家庭計劃啟動四十年以來，人口變化最大。根據統計，台灣粗出生率由0.050降到0.018，總生育率也由0.007降到0.0017。他強調，這種直線下降的速率，恐怕只有日本和新加坡，能和台灣比美。

孫得雄認為，台灣生育率之所以急遽下降，除了與此時期社會經濟開始起飛有關外，有效落實家庭計畫貢獻更大，且兩者相輔相成，為台灣經濟起飛打下最紮實的基礎。孫得雄指出，台灣出生率下降，最大的特色在於1950年代，都是從已婚育齡婦女著手，控制其生育率，慢慢將宣導的觸角伸向年輕一代的婦女；換句話說，經過家庭計畫的洗禮，育齡婦女已開始調節生育間隔，且有延後生育的趨勢。

成功避免了「人口反淘汰」現象

　　台灣家庭計畫成功的另一個特徵是,在生育率下降過程中,並沒有發生一般實施人口政策最常見的,高教育程度或都市人口生育率快速下滑,低階層仍維持高生育率的「人口反淘汰」現象。孫得雄解釋,這是因為台灣一開始實施家庭計畫,就特別注重偏遠地區及低階層的宣導工作,使各階層的生育率均下降,達到預期目標。

　　由於台灣省家庭計畫研究所及散布在各地的家計尖兵不斷努力,台灣推行家庭計畫工作的成效,獲得了國際社會的認同。設於美國華盛頓特區的美國人口危機委員會,每隔五年會針對全球開發中國家推行節育績效進行評估。1987年,台灣在這項國際評分中,以總分92分,在一百多個開發中國家名列榜首;1992年,再度以94分掄元。最近一次,1997年,台灣甚至得到滿分,再度蟬聯冠軍寶座,締造了舉世無雙的人口政策成就。

　　孫得雄十分自豪於這份得來不易的成績。他說,那時根本沒有範本可以援用,一切都要靠自己摸索、開創。台灣的家庭計畫,就是在不斷研究、實驗、推廣與評價中累積經驗,自我成長。正因成果輝煌,1970年代,計有多達兩、三千名東南亞家庭計畫的工作人員,特別來台灣取經,為剛退出聯合國的台灣,保留一條國際交流管道。

常有人問：當年如果沒有實施家庭計畫，台灣今天的局面將如何？張明正認為，家庭計畫其實和台灣經濟發展是互補的。當年因為適時推行家庭計畫，出生率明顯降低，人口數在四、五十年來，至少減少了四、五百萬人，從懷孕、生育、成長到教育，其所節省下來的開銷是個天文數字，台灣才能藉此累積高儲蓄率，投注十大建設以及各項經濟建設，創下了舉世矚目的「台灣經濟奇蹟」。

新家庭計畫的目標與挑戰

張明正表示，從1984年起，台灣地區人口淨繁殖率即下降到替代水準（replacement level，又稱遞補水準）以下；也就是說，長期來看，可能會引發生育不足及人口快速老化等潛在危機。為此，1988年夏天，我國家庭計畫及人口政策再度修正，以「不再強調節育，但以每對夫婦仍維持生育兩個孩子」為原則，訂定「新家庭計畫」，強調人口素質的提升，重於生育人數的控制，成為新的家計工作重點。

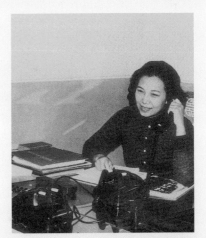

台北市家庭計畫推廣中心設立的台灣地區首支避孕指導專線電話（圖片來源／台灣婦幼衛生協會）。

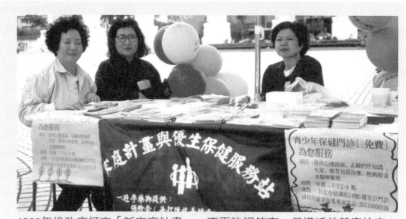

1988年後政府訂定「新家庭計畫」,不再強調節育,倡導婚前健康檢查、優生保健等目標(圖片來源／台灣婦幼衛生協會)。

　　在提升人口素質前提下,青少年、殘障及精神病患本人,或家屬、偏遠及低教育民眾、不孕夫婦、適婚、新婚及產後婦女等特定族群,已取代一般有配偶的婦女,成為「新家庭計畫」裡的新目標。就青少年而言,教育宣導的內容包括:生殖生理與心理的發育、兩性角色的認識與尊重、婚前健康檢查的重要性、避免婚前性行為及婚前懷孕,以及性病、愛滋病的防治等。而在殘障等弱勢團體部分,新家庭計畫重點在於給予有關生育、優生保健等諮詢、轉介及追蹤,加強個案管理,並提供免費方便的避孕服務等。

　　以緩和人口成長壓力為目標的台灣早期家庭計畫工作,已被國際列為「歷史的創造者」。以提升人口素質為使命的新家庭計畫,能否繼之再創另一個高峰?且讓我們拭目以待。

預防接種

成功遏止傳染病威脅
邁向衛生大國新考驗

吳佩蓉

從天花、結核到「三麻一風」，傳染病曾是國人
主要的死因，但藉著預防接種的普及，台灣成功
戰勝天花、小兒麻痺的威脅，麻疹則是下一個根
除的疫病目標。邁向衛生大國，新世紀裡，台灣
仍須面臨新的防疫挑戰。

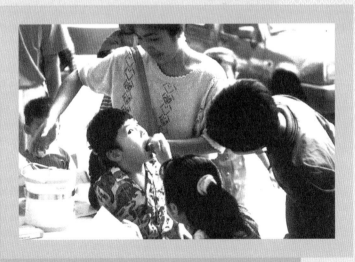

全國疫苗日活動期間，大批民眾帶著幼兒前往疫苗
站口服疫苗。（圖片來源／衛生福利部疾病管制署
出版之《台灣根除小兒麻痺症紀實》）。

讓時光倒流，回到1951年，我們來看看當時國人十大死因排行榜：胃腸炎、肺炎、呼吸器系結核、老邁、腦血管疾病、心臟疾病、腎炎及腎水腫、傳染性及寄生蟲疾病、惡性腫瘤及支氣管炎。在21世紀的時日看來，靠口服或注射抗生素、疫苗即可對抗的感染和傳染病，竟然曾是威脅國人生命的主要殺手，尤其胃腸炎列名榜首，實令人難以置信。在那個年代，衛生條件不佳，醫療人力缺乏，又沒有疫苗可供預防接種，孩子只要一發燒、拉肚子，就足以讓父母心驚膽顫；一場小小的感染，就足以讓許多小生命從此消失。百姓一旦生了病，除了燒香拜佛外，還有什麼求助的門道？

預防接種可說是預防傳染病最經濟、有效的方式。透過大規模人口接種，可產生群體保護效果，在短期內即讓多數人免於傳染病的威脅。持續且貫徹的預防接種政策，甚至可根絕傳染病。天花得以撲滅，便是人類文明對抗疾病災害最成功的例子。

天花，一直是人類最可怕的敵人。18世紀，天花在歐洲大流行，曾造成20～40%的居民感染，當時，每10名兒童中，就有2人因天花而死亡。由於天花的致死率如此之高，甚至小孩出生後，若未經過天花的考驗，家長對其存活機會不敢抱太高希望，因而暫時不為他們取名！由此可見天花殺手的威力。

遠在2500年前，中國及印度就知道，將輕症天花病人的痂

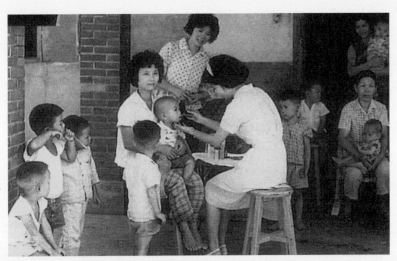

1960年政府免費為兒童接種小兒麻痺疫苗,為提高接種率,於各地設立臨時接種站,圖為衛生所公衛護士下鄉替當地幼童餵食沙賓口服疫苗。(圖片來源/台灣婦幼衛生協會)

皮或膿,接種在未曾感染者的鼻內或皮膚上,就可能引發較輕的天花症狀,以此預防重症天花。這個方法也就是醫學上有名的「人痘接種法」。問題是,少數人在接種「人痘」後,仍引發嚴重的天花而宣告不治,所以,此法的安全性也有不少爭議。18世紀末,英國人金納(E. Jenner)發明「種牛痘」預防天花的方法,雖證實可有效防治,但當時遲遲無法獲得英國官方認可,而未普遍推行。直到1840年代初期,一次天花大流行,多達41,000條性命在這場瘟疫中喪失,終獲英政府通過以牛痘為人群接種,希望及時遏止天花的威脅。

台灣與天花的對抗,始於日據時代1906年,台灣總督府評

議會所議決的「台灣種痘規則」，以律令第一號公布之。該規則將種痘分為「定期種痘」和「臨時種痘」兩種。定期種痘於每年二至四月舉行，規定凡未滿1歲者須接種，如無反應，一年內須再補種一次；臨時種痘則於必要時實施。該規則並禁止使用人化痘漿及痘瘡患者的痘漿、痘痂種痘。另外，非有正當理由，而未在指定日期內接受種痘者，將被處以拘留或罰金，以此要求全民配合接種，達到全民免疫效果。

同年，總督府再以府令第四號公布「台灣種痘規則施行細則」，規定嬰兒出生後，初次種痘為第一次「通常種痘」，如未起反應而再種者，為第二次「通常種痘」。如遇天花流行，地方官認為有必要，得要求施行「特別種痘」。1920年，天花再度爆發大流行，死亡人數達240人。1929年，台灣總督府令第二十二號規定，開始施行「種痘法」，凡種痘者，一律發給種痘證明書。依官方規定，警察可隨時查看這份證明，若拿不出來，可重罰10圓。在力行此一積極、普遍的種痘政策下，台灣預防天花的成績斐然，自此即少見再有被譏為「二麻子」、「貓仔面」的天花病例發生了。

1958年起，世界衛生組織（WHO）號召全世界，展開撲滅天花運動。在全球共同努力下，1940年代中期，全球仍有80個國家報告天花個案，到1973年，已大幅減少到4個。而隨著時代進步、環境衛生改善、種痘普及和世界撲滅天花運動全面

推展，1979年由著名科學家組成的委員會根據各國強烈核查活動認證天花全球根除，WHO於隔年在第33屆世界衛生大會宣告天花從此自地球絕跡。我國也在1982年廢止「種痘」，天花和種痘從此成為歷史名詞。

自行研製白喉、百日咳、破傷風三合一疫苗

從1798年牛痘疫苗問世，到完成預防天花的目標以來，疫苗的研發與製造，便成為根除傳染病希望所繫，科學家莫不全力投入，藥界也爭相研發各種疫苗，以杜絕傳染病。

台灣光復初期，白喉、破傷風及百日咳等傳染病十分猖獗。1948年，台灣首度引進白喉類毒素，開啟了台灣預防接種史的新階段。而由百日咳疫苗和破傷風、白喉類毒素三者混合製成的三合一

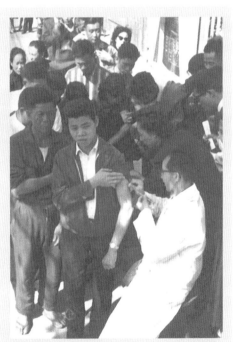

過去每當傳染病疫情傳出，衛生單位便忙著到台灣各地設站，提供補強接種服務。（圖片來源／台灣婦幼衛生協會）

（DPT）疫苗，在1940年代中期研發出來，台灣在1954年引進技術，由台灣省衛生處所屬的血清疫苗製造所研製。從此三合一混合疫苗已可由國人自給自足。1955年政府制訂接種政策，將6～24個月大的嬰幼兒列為預防接種的目標。但囿於經費，無法逐戶逐一接種，因而接種的成效也不如預期。

　　1959年，政府擴大目標，將所有新生兒都列為接種DP疫苗對象。此後，白喉、百日咳、破傷風等傳染病即急速減少。

　　統計證實，1980年以後，白喉病例在台灣地區已完全消失。現任台大醫院小兒部主任的黃立民自述，他當住院醫師時，就不曾見過白喉的病例。根據教科書記載，白喉桿菌可能

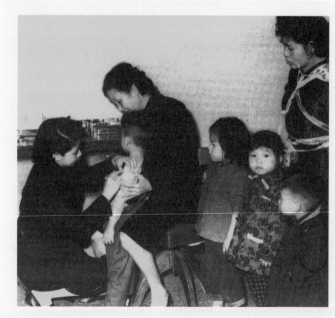

每個孩子都得經過預防接種的洗禮，雖然注射疫苗時，孩子的哇哇哭聲令人不捨，卻是孩子在台灣安全成長的保障。（圖片來源／台灣婦幼衛生協會）

在鼻咽部繁殖後產生毒素，輕微者雖可痊癒，嚴重者卻可能導致呼吸道阻塞，或造成心肌、腎病變。文獻報告指出，1957年，台灣還有2,000多名白喉病例，到1980年僅剩4例，顯示疫苗接種政策已經奏效。

而透過呼吸道傳染的百日咳，6個月以下嬰兒一旦感染，可能併發肺炎及腦病變等致命併發症，其破壞力不可小覷。但接種三合一疫苗後，近年來每年確定病例均維持在20例以下。

遠離破傷風的威脅

1970年代，在台北馬偕醫院擔任小兒科醫師的黃富源，至今還清楚地記得：一名家住新竹的剃頭師傅，抱著出生才7～8天的新生兒衝進急診室。當時孩子已經全身發紺，呼吸停止，好不容易經醫護人員急救，才搶回一條小生命，送入加護病房。剃頭師傅說，這個孩子是他用為客人剃頭的剃刀，親自割斷臍帶，把他迎來的，卻怎麼也沒想到，這把剃刀，差點就斷送了一條小命。

這正是典型的「新生兒破傷風」案例。由於剃刀消毒不完全，沾染其上的破傷風桿菌趁勢侵入傷口，釋出神經性毒素，造成新生兒牙關緊閉、頸部僵直、呼吸及嚥困難、四肢僵硬。如未及時治療，死亡率可高達七成。而這類因消毒不當所造成

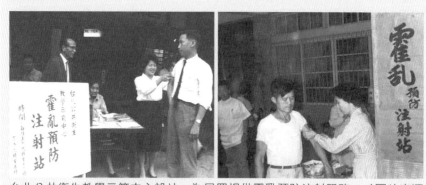

台北公共衛生教學示範中心設站，為民眾提供霍亂預防注射服務。（圖片來源
／台灣婦幼衛生協會）

的臍帶破傷風感染，常是開發中國家新生兒主要死因。

　　當年沒有全民健保，一個剃頭師傅哪裡負擔得起孩子住加
護病房兩週的醫療費？況且，孩子有沒有脫離呼吸器的可能？
一天，剃頭師傅對黃富源說：「先生，我沒有辦法了，請你讓
他去吧！」本來毫無把握的黃富源，不禁著急地一再要求孩子
的爹：「再給我兩、三天的時間，試試看吧！我會請醫院籌
錢，請你一定讓我試試看！」三天後，這個孩子奇蹟式地取下
呼吸器，在毫無後遺症情況下，康復出院了。再回診時，孩子
的父母流著眼淚，感謝黃富源當時的堅持。黃富源說，再看到
這孩子時，已經20多歲了，他能幸運成長成人，可謂邀天之
幸。而今，藉疫苗接種的普及，九成五台灣的新生兒都得以遠
離破傷風的威脅。

　　根據統計，台灣破傷風流行高峰在1956年左右，病例數達

1000人。之後，因疫苗接種成效良好，1972年即降到87例。1982年以後，每年病例都維持在10例以下。不過根據1993年衛生署預防醫學研究所流行病學調查報告，台灣地區60歲以上年齡層體內破傷風抗體已偏低，顯示破傷風招惹的對象，已從昔日新生兒轉移到老人身上了。

蚊子媒介的日本腦炎

時任衛生署副署長的黃富源回憶1967～1970年期間，在台大醫院擔任實習、住院醫師時，每當醫師交班，同事總要指著常德街急診室內，整整一排滿是發燒、頸部僵硬、抽筋、昏迷不醒的病童，交代：「日本腦炎、日本腦炎、還是日本腦炎！」

就因日本腦炎患者實在太多了，當年受訓的小兒科醫師天天都得為病童進行脊髓穿刺，以便確診，日子一久，人人練就了一身「神槍手」的穿刺功夫。而日本腦炎患者不僅擠滿了急診室，連走道也占滿，其他病患的家屬總忍不住憂心地問他：「先生，四周都是日本腦炎，我們會不會被傳染？」黃富源只有耐著性子向病人解釋，日本腦炎病毒不會直接人傳人，必須透過帶病毒的蚊子叮咬，才可能致病。

日本腦炎是經蚊子媒介、傳染的病毒性傳染病，而豬隻是日本腦炎病毒重要的增幅動物（Amplifying animal）。亦即日

本腦炎病毒必須先在豬隻身上感染、繁殖，蚊子叮咬感染的豬隻後，再叮咬人，才能傳染給人。而早期台灣社會結構和生活型態以農業為主，住家、豬舍都在水田旁邊，有人、有豬、又有蚊子，無異提供了日本腦炎傳播的絕佳環境。

根據文獻，1967年，全台灣共有1,024個報告病例，每十萬人口發生率為7.66，致死率達二成。而日本腦炎感染者初期症狀雖類似感冒，但是2～3天後，會開始出現痙攣、意識障礙、肌肉僵硬等症狀，且至少有一半存活下來的病童，因而出現智力障礙、動作遲緩、運動神經麻痺及精神症狀等後遺症。

台大醫學院小兒科名譽教授，獲得台灣疫苗之父尊稱的李慶雲，當年為了改良傳統的鼠腦日本腦炎疫苗，以減少接種的副作用，提高家長的接種意願，他一頭埋入實驗室，利用組織培養技術，製造出日本腦炎不活化病毒疫苗及日本腦炎弱毒性活疫苗。本來該計畫應極具發展潛力，可惜後來因台灣退出聯合國，駐台的美國海軍第二醫學研究所因而遷往菲律賓，迫使此一由國人自行研發日本腦炎疫苗的計畫因而中斷。

儘管如此，1968年政府開始對2歲以下幼兒展開全面接種2劑的日本腦炎疫苗。1974年，規定除了這兩劑基礎接種外，隔年須再追加1劑，自此，日本腦炎報告及確定病例即逐年下降。之後過了近三十年，每年雖仍見200～300例日本腦炎報告病例，但是，確定病例每年都控制在10～35例間，且3～6歲幼

童血清流行病學調查也發現，接種2劑以上疫苗的幼童，其體內抗體陽性率達六成以上。

　　每年五月開始的日本腦炎流行季節中，接種後的幼童多已具保護力，當時感染的高危險群也因此轉變為成年人，那年代每年有20～30例日本腦炎病例，其中九成以上為成年人。黃富源說：「過去小兒科醫師看的病，現在都轉到內科去看了！」針對此一改變，未來台灣預防接種政策仍需再加以研討、修正。

台灣父母的午夜惡夢

　　世界衛生組織（WHO）在2000年10月29日，於日本京都正式宣告：西太平洋地區29個國家，繼美洲之後，成為全球第

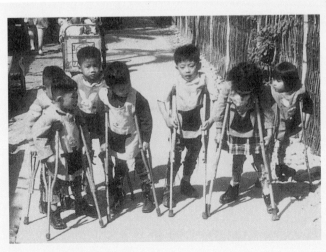

小兒麻痺是以前國人肢體殘障最主要的原因。（圖片來源／衛生福利部出版之《台灣地區公共衛生發展史照片選集（二）》）

二個小兒麻痺根除地。台灣位於西太平洋，也在這次宣布的根除區域內。曾造成多少人匍匐一生的小兒麻痺症，終於在21世紀初絕跡，成為遠離的噩夢。

小兒麻痺病毒屬腸病毒的一種，唯一的宿主是人類。感染途徑除了糞口傳染外，也可透過呼吸分泌物接觸傳染。感染者約有1/250的機會，產生肢體麻痺的後遺症。

台大醫學院小兒科名譽教授李慶雲指出，在1950～1960年代，小兒麻痺是台灣最嚴重的傳染病，感染率為1/250，死亡率可達五成以上，每年有3000～5000人因而喪命，數萬人因而肢體殘障，造成的健康、生命，及社會、經濟損失，難以估計。為此，當時的內政部衛生司在1958年引進注射型沙克疫苗，為1歲以內的嬰兒接種。1963年，再引進口服沙賓疫苗。1964年起，台北、基隆、台中、高雄及台南五大都市的3歲以下幼兒，開始施打沙克疫苗。1966年11月起，全台3個月至3歲幼童全部採用口服沙賓疫苗。到1982年6月前，每年小兒麻痺病例數已快速下降到個位數。

不幸的是，1982年6月，本已逐步消聲匿跡的小兒麻痺，再次爆發1,042病例的大流行，98人因而死亡。這波流行，造成國人極大的衝擊，無數家長為之恐慌。事後，分析此次爆發流行的原因，發現有2/3患者都是預防接種的漏網之魚，其中有25%是接種不完全或只接種一次，顯示當時小兒麻痺防治，

每年未預防接種所留下的防疫缺口，逐年累積到一定程度後，終致引爆流行。

經此一防疫重大教訓，衛生署對小兒麻痺接種政策改弦更張，全面改口服5劑疫苗，並推行學童入學使用預防接種紀錄卡（黃卡），每年定期舉辦補接種作業。這是利用國小高達95％以上的入學率，在入學前檢查黃卡，凡發現接種不完全者，即在廟口、速食店廣設攤位，方便為學童補接種疫苗。病例數此後即全面性減少。1983年起，檢測顯示，本地再無野生株病毒引起的小兒麻痺確定病例。

即使已進入21世紀，對多數人而言，小兒麻痺一點也不陌生，依然是國內殘障人口中最大的致殘原因。走過提起小兒麻

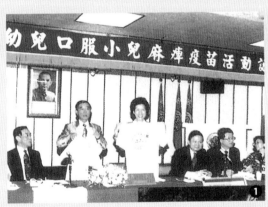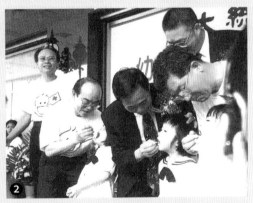

1994年5月衛生署舉行全國疫苗日，針對六歲以下兒童全面口服小兒麻痺疫苗，總共服用200萬劑次，結果非常成功。（圖片來源／衛生福利部疾病管制署出版之《台灣根除小兒麻痺症紀實》）
① 衛生署召開「全國口服小兒麻痺疫苗活動」記者會，加強宣傳呼籲各界響應。
② 為了鼓勵接種疫苗，在百貨公司設立口服疫苗站，政府官員到場給予孩童口服小兒麻痺疫苗。

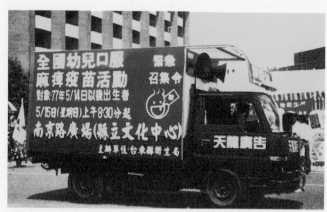

地方宣傳全國疫苗日之活動宣傳車。（圖片來源／衛生福利部疾病管制署出版之《台灣根除小兒麻痺症紀實》）

痺人人驚恐的年代，每個人的周遭都曾遇過跛行的同學、親友、鄉鄰，那樣的記憶很難隨小兒麻痺的根除而遺忘。

李慶雲教授記得1960年代，他幾乎每週都會發現新的小兒麻痺病患，小兒科病房裡，小兒麻痺患者也從未斷過。部分重症患者甚至因病毒侵犯到中樞神經，影響到呼吸功能，醫護人員只好用「鐵肺」來協助，幫助患者呼吸，以搶救病患的生命。

由於小兒麻痺感染初期，症狀像感冒，許多病童父母看孩子發燒，以為只是普通感冒，帶到診所打退燒針，以為就沒事了。誰知道，2～3天後，孩子手、腳竟扭曲、麻痺，當醫師宣告無法回復時，不知有多少家長痛哭失聲，無法接受這殘酷的事實。孩子一旦染上小兒麻痺，不止終身殘障，當年醫療資源匱乏，經濟又不發達，家裡若有一個孩子染上此症，似乎也注定了全家悲苦的命運。

　　台大醫院小兒部醫師李秉穎回憶，1982年爆發的那場千人感染大流行，剎那間，醫院湧入大批患者。那年他是醫學系六年級學生，剛擔任實習醫師，眼見感染人數如此眾多，連小兒科醫師也人人自危，一邊忙著處理病人，一邊私底下傳口服疫苗，每人都搶著補一劑預防。他也不例外，跟著同仁搶著口服疫苗。如今回想起來，忍不住捏把冷汗。李秉穎說，成年人因服用疫苗而引發小兒麻痺的機率，要比兒童來得更高，後遺症也更嚴重。不過這種「高危險動作」，當時卻在各醫院出現，足以顯示對小兒麻痺的恐慌，當時連醫師也不能自外。

　　由於大流行突如其來，讓沙賓口服疫苗的價格也因此水漲船高。黃富源說，由於疫苗嚴重缺貨，當年沙賓疫苗曾創下「一滴」百元的身價，讓當時擔任馬偕醫院小兒科主任的他，忍不住勸阻護士們：「少吃一點，把疫苗留給更需要的孩子吧！」

　　雖然台灣從1983年以後，再也沒有野生株病毒引起小兒麻痺的確定病例。但是，為符合WHO所訂定的小兒麻痺根除定義：「最後一名小兒麻痺確定病例發現後，三年內，無野生株病毒引起的小兒麻痺病例，亦即證實環境中無野生株病毒存在。」台灣特別在1996年12月13日，成立亞洲第一個根除小兒麻痺症證明委員會，其任務除了要維持九成以上的疫苗接種率外，還要建立急性無力肢體麻痺監視系統。時任中華民國根

除小兒麻痺證明委員會召集人、台大醫院內科名譽教授謝維銓說，為了視察小兒麻痺防治業務的落實情形，並確認通報、疫苗接種依規定進行。這個委員會成員不辭辛苦，上山下海，全省走透透。他認為，台灣能根除小兒麻痺，基層衛生人員功不可沒。但直到2000年，這項防疫成績才獲聯合國世界衛生組織WHO追認。不過因台灣已非WHO會員國，無緣像當初締造根除瘧疾的公衛里程碑一般，獲頒根除的證明，實引為憾事。

出過麻疹才能轉大人？

談起麻疹疫苗接種，有「台灣疫苗之父」尊稱的台大醫學院名譽教授李慶雲，是改變這項接種政策的關鍵人物。

1958年，他任美國海軍第二研究所研究員時，曾成功培養出經鼻子投予的「李氏麻疹疫苗」。首批接種這由國人自行研發的麻疹活性減毒疫苗的嬰兒，共計49名，李慶雲自己的2個女兒也都參與了試驗，分別編在接種第1、2號。李慶雲說：「如果自己做的疫苗，連自己孩子都不敢打，怎麼可能說服別人的孩子接種？」可見他對自己研發疫苗的安全很有信心。更何況，他要藉此改變國內家長對麻疹可以自動「免疫」的觀念。雖然當年，甚至直到今天，仍有多數人迷信，孩子都得「出過麻仔」才會長大。這種視為生命「自然洗禮」的感染過

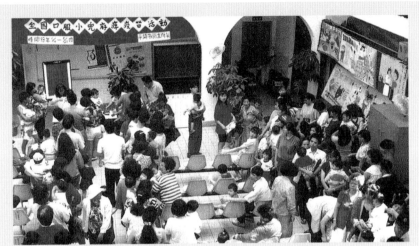

全國疫苗日活動期間,大批民眾帶著幼兒前往疫苗站口服疫苗。(圖片來源／衛生福利部疾病管制署出版之《台灣根除小兒麻痺症紀實》)。

程,感染後固然可以終身免疫,但也有一定比率的嬰兒在感染時,併發其他後遺症,付出可觀的健康,甚至生命的代價。因此,李慶雲很早就體認到:麻疹疫苗研發有其必要;而要讓所有新生命都能免除麻疹的威脅,唯有接種疫苗一途。

但囿於「兒童出過麻疹,才會轉大人」的民間迷信,麻疹疫苗推行起來,困難重重。根據台灣省衛生處從1953~1961年的統計,台灣每年有700名孩子因麻疹死亡,麻疹也名列5歲以下幼兒十大死因,其嚴重性可見一斑。少數感染者還會併發麻疹腦炎,造成死亡或四肢僵硬、語言障礙等後遺症。

麻疹所造成的悲劇,不僅發生在急性發病時,還有慢性的亞急性硬化性全腦炎(Subacute sclerosing panencephalitis,

SSPE），即患者感染多年後，麻疹病毒又出面索命。台大醫院小兒部醫師李秉穎說，當年一名醫師同仁即經歷此一痛楚。他的孩子剛上小學，突然出現智力退化、抽筋等嚴重症狀，後來證實是年幼時感染過麻疹，病毒潛伏在體內，多年後，經突變又出來作怪，再度發病。最後，這名醫師仍只能眼睜睜地看著孩子逐步從昏迷到死亡，卻束手無策。

　　有鑑於麻疹的可怕，1968年，國內引進麻疹減毒疫苗，採自費接種方式供應，可惜民眾當時接受度偏低，對麻疹流行仍難以有效控制。直到1978年，政府採取免費常規接種政策，規定嬰幼兒在9個月大和15個月大時，應各接種一劑，麻疹疫情才得以逐漸控制。但是，黃富源醫師說，傳統認為，得麻疹後可以終身免疫的觀念，讓父母對麻疹疫苗的接受度，比起其他疫苗，總是差一截。當嬰兒其他疫苗接種率已達八成時，麻

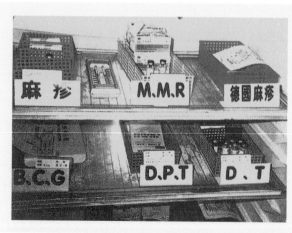

基層衛生所或診所都會有一臺具溫度監控功能的專用冰箱貯存疫苗。（圖片來源／衛生福利部疾病管制署出版之《台灣根除小兒麻痺症紀實》）

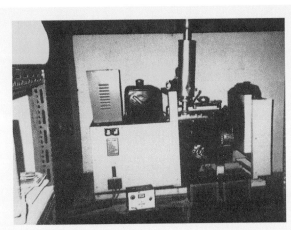

各衛生局所在斷電時，用以維持疫苗冷藏設備電力的自動發電機。（圖片來源／衛生福利部疾病管制署出版之《台灣根除小兒麻痺症紀實》）

疹疫苗卻仍只有七成。由於接種率不夠高，無法達到「群體免疫」效果，導致1985年台灣再度爆發麻疹大流行。那次，光是報告病例，就有2,219例，其中97人死亡。2～3年後，成大醫院在1988年報告在台南發現麻疹小流行，共診治了80例，其中僅三成患者有完整接種麻疹疫苗的紀錄。

根除三麻一風計畫

　　衛生署事後檢討1985及1988這兩波麻疹的流行，發現其原因都出在麻疹疫苗接種不完全，且缺乏疫情監視系統所致。因此，衛生署在1991年提出根除小兒麻痺症、先天性德國麻疹、麻疹及新生兒破傷風的「根除三麻一風計畫」。除了希望藉以貫徹預防接種外，也將接種率目標提高到95％以上，並全力加

強疫情監視系統，提升實驗室診斷技術，促成預防接種業務電腦化等。

　　第一期「根除三麻一風計畫」從1991～1996年，第二期計畫從1996～2001年止，推行得相當順利，至今，根除小兒麻痺症的目標於2000年已成功達成，麻疹則列為下一個傳染病根除的目標。但要根除麻疹，全國預防接種率至少須達到97％以上的高水準。然而統計顯示，台灣1996～1998年麻疹預防接種完成率只有90％，一直是常規疫苗中，接種率最低的。在麻疹接種率持續偏低下，未來如何達到根除目標？對21世紀的防疫體系將是一大挑戰。

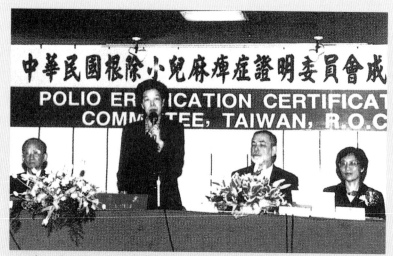

1996年12月13日，中華民國根除小兒麻痺症證明委員會成立大會，由時任衛生署長張博雅致詞（左二）。（圖片來源／衛生福利部疾病管制署出版之《台灣根除小兒麻痺症紀實》）

時任衛生署疾病管制局局長的涂醒哲表示，麻疹接種率偏低的原因，也可能和目前麻疹疫苗施打的時間有關。選在嬰兒9個月大時施打第1劑麻疹疫苗，未與其他疫苗接種時間連貫，時程安排上較容易被父母遺忘。未來，待全國性血清流行病學研究成果出來後，或可考慮在不影響免疫效果下，修正目前接種方式，例如：停用單劑的麻疹疫苗，改採在嬰兒12個月大，即滿週歲時，注射1劑MMR（三合一疫苗，即麻疹、德國麻疹、腮腺炎混合疫苗）。由於1歲的幼兒，尚須陸續接種其他疫苗，或許就不會被父母所忽略了。

　　當時的疾病管制局預防接種組副組長黃子玫則表示，在那時麻疹的報告病例中，仍有嬰兒感染的零星個案。因此，在9個月大時接種麻疹疫苗，仍有維持的必要。衛生專家不敢輕言廢除或改變接種時間；加上麻疹疫苗是由政府所供應，而當時MMR仍採自費接種，多少都會影響父母讓幼兒接種的意願。

　　由於學齡兒童是家中嬰兒的主要感染源，自1991年後，已修正接種時程及方式，於孩子12個月大時施打1劑MMR疫苗，再於5歲或小學一年級時，補種一劑，以切斷嬰兒的感染源，提高預防接種率。在實施根除三麻一風第一期計畫（1991～1996年）後，每年麻疹個案數已在50例以下。在麻疹還沒「舊病復發」再流行時，當時李慶雲曾說，只要再加把勁，台灣可望數年內繼芬蘭之後，成為全球第二個根除麻疹的國家。

國內第一種成人疫苗：老人流感疫苗

有鑑於老年人口眾多，慢性病罹患率上升，為降低年年報到的流行性感冒對老人的健康及生命構成的威脅，衛生署在先驅試驗計畫中證實流感疫苗的預防成效後，於1998年首度針對65歲以上老人，提供免費流感疫苗的施打。這是國內第一個成人預防接種計畫。打疫苗從此不再是兒童的專利。

1998年農曆春節前後，A型雪梨流感病毒趁年假來襲，讓很多老年人及慢性病患紛紛病倒，醫院湧入大批流行性感冒患者。台大醫院小兒部醫師李秉穎指出，當年在討論是否對老人實施流感疫苗接種計畫時，與會者曾出現極端的爭議。有專家認為，國內相關流行病學資料缺乏，而外國的流感疫苗用於國人的效果如何也尚待評估，因而多數人並不十分贊成這項成人接種計畫。不過，若根據美國統計來推估國內情形，台灣每年至少有2000人死於流感。若能及早推動流感疫苗的施打，將使更多老人獲得保護。「老人年針」計畫於是匆匆上路。第一年，衛生署引進了18萬劑疫苗，首批接種對象為年滿65歲，罹患心肺疾病或糖尿病，經醫師評估適合接種者，以及住在安養院、養護中心、長期照護機構和榮民之家的老人及工作人員，還有接受居家護理等高危險群成人個案。

不過，第一年疫苗施打的情形並不理想。到一月底、二月

初，流行性感冒的流行季都快過了，疫苗仍未用完。衛生署再三催促曾因心肺疾病住院的65歲以上老人，趕快打疫苗，但是許多老人說：「這輩子得過無數次感冒，都沒事，現在何必再打疫苗？」因為疫苗未用完，有人據以檢舉衛生署有圖利廠商之嫌，引起監察院注意，懷疑其中有弊端。為此衛生署官員多次進出監察院說明，士氣大受影響。

但經過第二、三年持續宣導、推廣下來，這項「老人年針」計畫已漸入佳境。2000年10月16日，第三年計畫開辦後，短短6週內，62萬劑疫苗即宣告用盡，「老人年針」成了最受歡迎的社會福利「禮物」。甚至為爭取民心，高雄市政府率先全面免費為65歲以上老人施打疫苗。跟著，各地民眾也要求全面開放65歲以上老人免費接種流感疫苗。許多小孩及各年齡

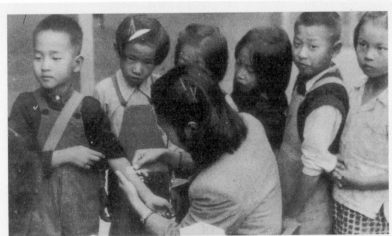

過去肺結核病在台灣是死亡率極高的法定傳染病，圖為1964年衛生所人員為學童施打結核菌素測試劑後，以尺測量是否呈感染反應。（圖片來源／台灣婦幼衛生協會）

層民眾也紛紛自費施打疫苗，甚至因而造成市場上疫苗供應吃緊。根據衛生署對這項試辦計畫的評估報告，老人接種流感疫苗後，可減少54％因肺炎或心肺疾病住院機率，並減少75％死亡率，預防成效卓著。

未來的挑戰

回顧百年來的國人十大死因，從傳染病為主的疾病型態，轉變為癌症及中老年慢性疾病，男、女性平均餘命大幅延長到72歲、78歲，預防接種的普及是最重要的關鍵因素。不過，黃立民醫師仍認為，在過去百年來，人與傳染病歷經幾度短暫的過招，其實勝敗仍在未定之天；儘管疫苗的開發從未放鬆腳步，但是，總有一波接一波的新疫情在考驗人類。

以結核病來說，百年來，人類在對抗結核病上，曾獲得短暫的勝利，根據統計，1947年台灣結核病死亡率為每10萬人口294人，1951年開始推行卡介苗預防接種，1965年對嬰兒幼兒全面施打，至1995年結核病死亡率已降低至每10萬人口7.5人，盛行率也自1957年的5.15％，降至1993年的0.65％。但近年來，世界各國都可見結核病反撲的現象，無論在台灣或全球各地，結核病仍是造成死亡人數最多的傳染病。肺結核的防治工作，仍有許多艱鉅的挑戰要面對。

　　尤其，卡介苗對成人型肺結核的防治效果有限，世界衛生組織也正在積極研發新的疫苗。時任衛生署疾病管制局局長的涂醒哲說，雖然世界各國都可見結核病的反撲，但不能就此認定卡介苗無效。根據國外對疫苗免疫保護力的研究，卡介苗對兒童的結核性腦膜炎及粟狀肺結核，預防效果很好，如貿然停止新生兒卡介苗接種，反而會使5歲以下兒童結核病發生率大幅上升。至於成人型肺結核的預防，應由加強確診、完成治療、切斷感染源著手。

　　而在小兒麻痺方面，口服沙賓疫苗具有便宜、終身有效，及提高社會群體免疫保護力的優點。因此，國內預防小兒麻痺，主要是透過沙賓口服疫苗來達到群體免疫的目的。但是，由於沙賓疫苗為減毒的活病毒疫苗，仍有可能在服用後產生「疫苗相關小兒麻痺症」。估計在給第1劑口服疫苗病例中，約有1/1,000,000至1/750,000的機會，併發疫苗相關小兒麻痺症；全部口服4劑

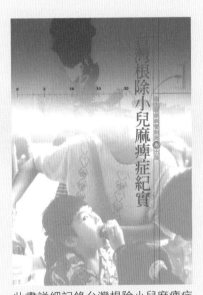

此書詳細記錄台灣根除小兒麻痺症所推行的重要歷程。（圖片來源／衛生福利部疾病管制署出版之《台灣根除小兒麻痺症紀實》）

疫苗的發生率則為1/4,000,000至1/2,000,000。衛生署為使因預防接種反而導致嚴重疾病、殘障、死亡者能迅速獲得救濟，並減少執行接種的基層衛生人員心理負擔，於1988年公告「預防接種傷害救濟金設置要點」，1992年公告修正「預防接種受害救濟要點」，最高救濟金100萬元。

表一：台灣預防接種大事紀

西元年	紀要
1948	引進白喉類毒素。
1954	開始使用白喉破傷風百日咳疫苗（DTP）。
1958	引進注射式沙克疫苗（IPV）。
1965	全面推行嬰幼兒接種卡介苗（BCG）。
1966	推行口服沙賓疫苗（OPV）。
1968	開始全面接種日本腦炎疫苗（JE）。
1978	全面推行9個月及15個月幼兒各接種一劑麻疹疫苗。
1983	統一使用預防接種紀錄卡（黃卡），明列各項疫苗接種時程。
1984	推行B型肝炎疫苗接種計畫。
1991	開始實施「根除三麻一風計畫」，全面辦理國小新生預防接種及補種工作。 開始實施麻疹、腮腺炎、德國麻疹混合疫苗（MMR）接種工作。
1998	針對高危險群老人推行流感疫苗接種計畫。

當時由野生病株引起的小兒麻痺病例，在美國及西半球已絕跡。為了減少每年因口服活性小兒麻痺疫苗而引起疾病的個案，美國預防接種諮詢委員會於1997年修正小兒麻痺疫苗接種方式，改為先注射2劑非活性沙克疫苗後，再口服沙賓活性減毒疫苗。

野生病株引起的小兒麻痺病例，在台灣已消失多年，而世界潮流也漸漸走回注射沙克疫苗的模式。因此，台灣要不要考量疫苗的安全性，修改接種方式；或者考量到群體免疫效果及成本效益，維持口服沙賓疫苗的模式？疾病管制局表示，由於亞洲許多鄰近國家的小兒麻痺尚未完全根除，注射型的沙克疫苗勢必無法如口服沙賓疫苗般，達到群體免疫的效果；加上沙克疫苗價錢昂貴，是沙賓疫苗的20～30倍；且採注射沙克疫苗的方式，會增加嬰幼兒打針次數，也有可能因而降低接種率，易再度引發流行。基於上述種種考量，再加上台灣過去數十年來，並未發生疫苗引起的小兒麻痺確定病例，所以當時衛生署仍決定維持以沙賓口服疫苗為小兒麻痺症的防疫政策。

另外，過去為新生兒接種後達到預防目的的各種疫苗，包括百日咳、破傷風、日本腦炎及B型肝炎，都面臨成年人應否補接種的問題。由於有愈來愈多傳染病侵犯的對象，從幼兒轉移到成年人、老年人身上，疫苗應在何時追加，也是預防接種未來的重要課題。

　　隨著疫苗研發腳步加快，那時還有許多新疫苗問市，包括水痘、b型嗜血桿菌疫苗（Hib）及肺炎雙球菌疫苗。政府在財政日益吃緊下，能否負擔得起許多新疫苗接種的經費？或說服民眾認同疫苗的預防效益，自願花錢加入接種行列？新世紀的防疫議題中，凡此種種，都需經政府詳加評估。台灣能否進一步降低國人死亡率，改善國人生活品質，提升醫療、公共環境衛生的水準，預防接種政策的推展，將是考驗台灣在新世紀能否晉升為醫療大國的關鍵所在。

基層衛生建設

守護國民健康
扎根公共衛生

張耀懋

遍布山巔、海陬、離島的基層衛生所、保健室，
將政府對國民健康的照顧，一一送到學校、家
戶，像無微不至的保母，也是基層醫療的前哨
站。

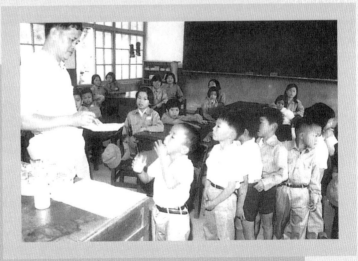

學童在課堂中排隊，接受寄生蟲投藥（圖片來源／
衛生福利部出版之《台灣地區公共衛生發展史照片
選集（二）》）。

1952年，台灣地區人口平均壽命58歲。二十年後，增加到70歲；這項成績，遠遠超過許多開發中國家的水準。若以此為指標，台灣的社會、生活等各方面能在短期內有長足的進步，乃是光復後各項社會建設啟動，民生工業發展，國民所得增加，以及民眾生活品質提高所致。而促使這些社會進步最重要的關鍵因素，主要是民眾健康狀況的改善。至於國民健康得以改善，則要歸功於這二十年間公共衛生的扎根工作，尤其是基層衛生組織的角色與功能，更是功不可沒。

台灣地處溼熱的亞熱帶，曾被稱為「疫癘之地」，意指瘴癘之氣充斥，疫病橫行。日本人占領台灣後，為長久經營這塊殖民地，特別下工夫整治台灣的環境及內政，著手推動醫療與公共衛生建設。

西元1899年，日本占領台灣第5年時，在台灣成立了「台灣總督府醫學校」，招收台籍學生，開啟西醫培育教育。西元1919年，該校改制為醫學專門學校，也就是現在台大醫學院的前身。

日據時代已鋪設基本架構

在日本政府統治台灣的半世紀裡，台灣醫學專門學校總計培養了2,797名西醫師，絕大部分都在台灣各地開業。1985

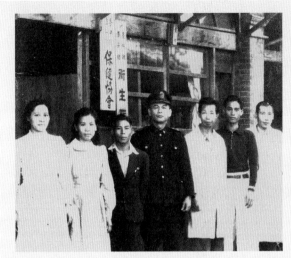

早期衛生所業務單純，有醫療門診、天花預防接種、家庭安全接生、生命統計及辦理埋葬許可等業務。圖為1949年潭子衛生所基層衛生工作人員合影，主要人員編制：主任兼醫師1人、助產士2人、衛生稽查員、保健員、事務員及工友各1人（圖片來源／台灣婦幼衛生協會）。

年，總督府創立「大日本台灣病院」，即為今日台大醫院的前身，並於1898年已相繼在基隆、新竹、台中、嘉義、台南、高雄、花蓮、宜蘭、台東等地設置府立醫院。

　　台灣光復後，府立醫院全部改為省立醫院。1999年台灣精省後，改隸為衛生署署立醫院。曾擔任醫師公會理事長的吳基福曾為文指出，從這些日據時代設立的醫療院所不難瞭解，「日本政府當時已為台灣架構出現代最基本的醫療網了。」

　　但是，當年民生困苦，物質普遍缺乏，一般老百姓求溫飽都有困難，醫療便成了民生上的奢侈品或特權，上「大醫院」看病，更是少數有錢人才負擔得起。一般人生病，頂多到醫生館，即一般診所求治，大多數都自行到藥房買成藥、抓中藥吃，或求神問卜，或一切「靠自己」。

台灣在歷經二次大戰後，各地已遭受嚴重破壞，百廢待舉，衛生條件更是險惡，醫藥品的補給早已匱乏。而國民政府從中國大陸搬遷來台時，也帶來霍亂、狂犬病、腦炎、鼠疫等各種傳染病；加上台灣原有的風土病，如瘧疾、白喉、小兒麻痺等，各種疫情有如炸彈開花，年年爆發，來勢洶洶。但當時根本束手無策，只能看著疫情蔓延。根據台灣省政府1946年的統計，台灣地區法定傳染病計有6,192例，死亡者達2,702例，死亡率高達43.6％。許多醫師事後回想當時情況，仍心有餘悸：「行醫這麼多年，沒看過這麼凶猛的瘟疫。」

基層公共衛生建設優於醫療建設

國民政府來台後，接收了台灣總督府警務局衛生課，在1945年11月將之改制為「衛生局」，直隸於台灣省行政長官公署民政處之下。自此，衛生與警政正式宣告分家。台灣從此開始有獨立負責衛生行政業務的機構，為日後基層衛生工作奠下基礎。

1947年，台灣省政府成立，衛生局也晉升一級，成為衛生處，是當時最高的衛生決策單位。政府延攬燕京大學醫科畢業、擁有加拿大多倫多公共衛生博士學位的顏春輝，出任首任衛生處長。由於台灣疫病終年不斷，國民政府深刻體認到：若

沒有堅強的基層衛生體系做基礎，衛生計畫難以落實，國民健康也全無保障。幾經集思廣益，確立了「基層公共衛生建設優於醫療建設」的最高指導方針，並在各鄉鎮普設衛生所。

　　戰後初期，衛生建設所需的資金，全部來自「中國農村復興聯合委員會（簡稱農復會）」的援助及美援，後者對相關的硬體建設貢獻不小。而農復會則是在「建設農村」的使命感下，對任何一項提高農村生活水準的方案，皆全力支持。因此，台灣從光復初期只有15家衛生所，到1960年時，已激增至360所。這些鄉鎮的衛生所與偏遠地區的衛生室，均是當時在農復會補助下所奠定的基礎。

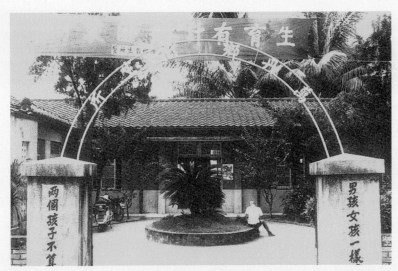

1960、1970年代，在台灣各地鄉鎮都看得到由農復會補助興建的衛生所。圖為當時衛生所的典型外觀（圖片來源／台灣婦幼衛生協會）。

衛生所「小兵立大功」

　　1952年，台灣地區居民的十大死因排行榜中，腸胃炎高居第一位。腸胃炎是腸胃道疾病的統稱，霍亂、痢疾等均包括在內，多透過糞口傳染。當時台灣尚未使用化糞池設備，公共衛生條件極差，糞便又常被用作肥料，民生飲用水也以地下水為主，一旦遭受汙染，極易引爆流行。對於腸胃炎一類的傳染病，在數年間即排除於十大死因之外，衛生所可說是「小兵立大功」。

　　當時台灣還是聯合國會員國，而聯合國世界衛生組織（WHO）在台灣推動的傳染病防治計畫，均透過衛生所的公共衛生醫師、護士及保健員，挨家挨戶地接觸、拜訪，展開衛教宣導，一步一腳印地累積經驗。

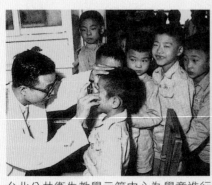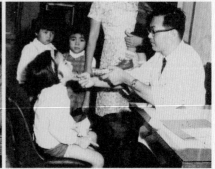

台北公共衛生教學示範中心為學童進行砂眼防治服務和健兒門診活動（圖片來源／台灣婦幼衛生協會）。

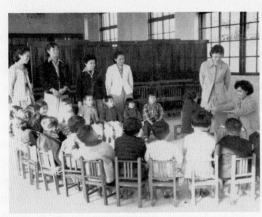

1950年代衛生所為普及衛生教育，經常舉辦「母親會」和「兒童會」，由公衛護士負責分地區舉行。「兒童會」以學齡前兒童為對象，重點在養成各種基礎衛生習慣，特別是預防傳染病的健康教育。圖為1952年在大里兒童會上，公衛護士正在示範教導幼兒手部清潔及檢查的動作（圖片來源／台灣婦幼衛生協會）。

在傳染病防治計畫中，最主要的工作，首推家戶衛生與傳染病，如瘧疾、日本腦炎等的防治工作。而台灣在WHO與聯合國兒童基金會的持續挹注下，又陸續展開全省結核病、性病的防治、瘧疾的撲滅，並致力宣導白喉、百日咳、破傷風三合一疫苗的接種，成績斐然。期間，為嬰幼兒接種疫苗的衛生所，由於服務親切又免費，且預防接種成效卓著，因而逐漸贏得口碑，普獲人心。直到現在，許多人一提到「預防注射」，就會先聯想到衛生所。

當年學校學童排隊由老師點眼藥的砂眼防治景象，也令人印象深刻。1954年，衛生處接受WHO和聯合國兒童基金會援助，設立砂眼防治中心。到1991年，國小學童的砂眼罹患率從75％以上遽降為13.1％，小朋友也從此向「紅目睭」（意指「紅眼睛」）說再見。

到了1960年，政府為落實地方自治，充實鄉、鎮長職權，遂將衛生所改隸於鄉、鎮公所。此舉打破了衛生體系由中央至地方「一條鞭」的結構。由於當時鄉、鎮公所只管人，不管業務，部分衛生所人員開始「不務正業」起來，不是被派往四處收稅，就是充任公所的雜務工，基層公共衛生業務因而偏廢在一旁。

1974年甫接任衛生署長的王金茂，以及省衛生處處長胡惠德認為，若這樣下去，衛生計畫將從此廢弛，因而竭力爭取將衛生業務收歸統一，所以當年衛生所還隸屬縣市衛生局。不過，已造成衛生業務的嚴重荒廢。

1980年政府再訂定「加強農村醫療保健四年計畫」，以改善農村衛生為首要目標，並將衛生所逐一改建、擴充，期望恢復衛生所的功能，重建民眾對公家機關的信心。

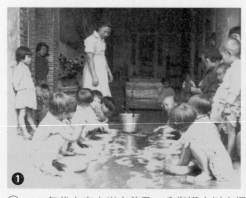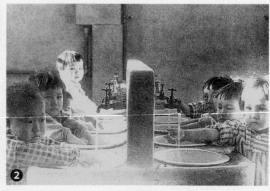

① 1950年代自來水尚未普及，公衛護士以水桶提水，讓幼兒就臉盆學習洗手（圖片來源／台灣婦幼衛生協會）。
② 參加兒童會的幼兒在洗手台前學習洗手（圖片來源／台灣婦幼衛生協會）。

不足為外人道的話題

日據時代，台灣人口最多時是在1943年所創下的658萬人紀錄；抗戰期間，又減少為609萬人。1949年，國民政府遷都來台，減去遣送回國的日本人口，仍遽增至786萬人。而在1958年，台灣人口數已破一千萬人。時任農復會主委的蔣夢麟曾發表著名的「讓我們面對日益迫切的台灣人口問題」演講，預測台灣人口將以每年3.5％的成長率持續增加，相當於每年增加一個花蓮縣全縣人口，勢將抵銷我國經濟成長的實力，有必要提倡節育。

那時農村家庭多數窮困，夫妻倆往往生很多小孩，卻無力讓每個孩子填飽肚子，更遑論給予妥善的照顧及充分的教育。時任衛生署長的許子秋早已意識到，若人口再無限制地增加下去，將給台灣帶來災難。於是冒著被「圍剿」的威脅，出面大力推動家庭計畫，並計畫引進長效避孕針劑「狄波（Depot）」，輿論界為之

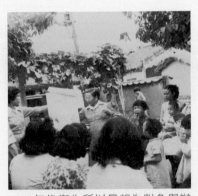

1950年代衛生所以母親為對象舉辦的「母親會」，會教導育兒方式、婦幼衛生、預防傳染病、家庭護理和營養教育等常識。圖為1952年母親會上，公衛護士利用自行編制的教材，宣導重要的衛生知識（圖片來源／台灣婦幼衛生協會）。

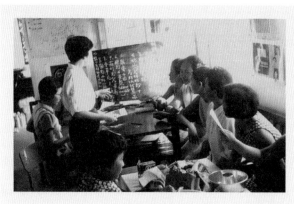

母親會除了傳授專業的保健知識之外，三個月一期的講習結束前，也有烹飪活動，藉此宣導飲食衛生及營養觀念（圖片來源／台灣婦幼衛生協會）。

譁然。但自此，衛生所除了原來的預防接種、家庭訪視外，家庭計畫也成了另一項主要的工作。

台灣的農村原本就十分封閉、保守，對「性」事向來難以啟齒。要如何對農民公開談房事，並要求農民配合？這項艱困的工作，理所當然地又落在衛生所。

衛生所的家計宣導人員每天行程排得滿滿的，哪裡有活動，就往那裡去宣傳。老一輩至今仍記得，那時未婚的公衛護士們，在村民大會抽獎活動前，面紅耳赤、故作鎮靜地介紹「子宮環」、「樂普」、「銅T」、「口服避孕藥」，且將保險套套在大拇指上，示範戴用的方式，還因而製造出許多辛酸笑料，流傳至今。

衛生所，不要也罷？

台灣經濟起飛後，民眾生活品質提升，自來水普及率也不

斷提高，抽水馬桶使用愈形普遍；連帶的，公共衛生也獲得實質的改善。衛生所在「先發展公衛，後建置醫療」的最高指導原則完成後，也開始步入醫療時代。

雖然衛生所的醫師、主任編制員額越來越充裕，但原在衛生所服務的醫師，離職自行開業的也愈來愈多，公家晉用人才的速度，永遠追不上流失的速度。因此，1975年起，政府開始大量發給退伍軍醫醫師執照；1976年，又一舉將「特種考試衛生技術人員考試規則」修改為「特種考試退除役軍人轉任衛生技術人員考試規則」，所有應試的退除役軍醫以「公共衛生醫師」名義全額錄取。如此，一方面免除了軍中人員退役的問題，另一方面也解了當時衛生所「醫師荒」的燃眉之急。這就是後來「總統牌」醫師的由來。

在此次特考中，這批退除役軍人不但取得了醫師資格，也取得了公務人員資格，許多人直接轉入衛生所，擔任主任一職。但由於絕大多數「總統牌」醫師，未接受過正式醫學教育，在正牌醫師離職，總統牌醫師替補後，對當時衛生所的功能與品質造成極大衝擊，也影響了民眾對衛生所的信賴。

這時的衛生所，不是找不到醫師，就是由「總統牌」醫師掌舵，醫療品質無法與一般診所相比。加上前階段的公共衛生、家庭計畫均已完成階段性任務，因此，衛生所的地位從此搖搖欲墜。1980年，時任台灣省主席的前總統李登輝，在視察

新成立的長庚醫院時，不經意地脫口說出：「衛生所，不要也罷！」光這一句話，就讓當時的衛生所地位雪上加霜。

沒有醫師，或醫師水準不夠的衛生所，從此不再吸引民眾前往，民眾不上門，由衛生所推動的各項衛教宣導、預防保健及預防接種工作，也只能在「剃頭擔子一頭熱」的無奈中，虛晃幾招。令人憂心的不僅是公衛工作成效大打折扣，而是衛生所二十年來所奠定的基礎，是否將一夕間被擊垮？

更令人關心的是，除了都會地區之外，遍布台灣各角落的衛生所，才是實際肩負第一線醫療任務的關鍵，一旦衛生所的醫療功能式微，首當其衝的是民眾就醫的便利性大打折扣，更遑論山地、離島等偏遠地區的民眾了，甚至連在都會邊緣或鄉村地區的民眾生病就醫，如果不滿意衛生所的醫療品質，或衛生所沒有醫師駐守，就只能輾轉赴他地尋求診所或醫院了。

引進資源，再創衛生所第二春

1981年，衛生署長許子秋再度展現其對醫療衛生發展的深切了解和高瞻遠矚，他將部分衛生所改成「群體醫療執業中心」，以解決醫師荒的問題。然而，此舉未能徹底解決醫師人力不足的問題，後來政務委員李國鼎出面，說服當時的一級教學醫院，即台大、榮總、三總，直接「認養」群醫中心，即將

一級教學醫院的醫師人力，直接推到最前線的基層衛生單位，為民眾提供醫療服務。

　　首批群醫中心設在宜蘭三星、台北貢寮、雲林四湖等偏遠平地鄉。一開始，均由台大、榮總、長庚等大醫院醫師支援。有了大醫師當後盾，地方醫療品質明顯改善，幾乎可以用「大躍進」來形容。不過，重新擄獲民心的群醫中心，該如何普及？光靠大醫院的醫師人力支援，畢竟不是長久之計。因此，群醫中心規劃之初即言明：由醫學中心先示範，一旦經營模式建立，應由當地區域醫院就近負責。

　　雖同是基層，當時公、勞保對群醫中心的醫療給付，較開業醫師還要優厚，被指為「大小眼」。由於群醫中心醫師待遇

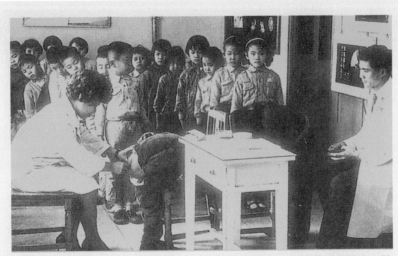

體內寄生蟲是早期兒童常見的疾病，政府透過學校配合執行蟯蟲檢查，防治效果顯著。由醫護人員用貼紙從學童肛門取樣，檢查是否有蟲卵，確認有蟲卵後再投藥驅蟲（圖片來源／台灣婦幼衛生協會）。

不錯，因而吸引了許多年輕醫師下鄉服務。此時，許多醫學院培養的公費醫師逐漸「學成出師」，不少人使出渾身解術，就為了爭取到群醫中心服務，衛生所的醫師人力也逐漸充沛。此時衛生所附設的群醫中心，可謂「風光一時」，病患門庭若市，對長年需政府以公務預算挹注，民眾對其醫療服務卻無多大信心的衛生所來說，這種景況簡直是「破天荒」。

雖然群醫中心在業務上拉出「長紅」，不過，群醫中心的設立除了提高當地的醫療水準外，前衛生署副署長李悌元說，群醫中心的醫師人力增加後，護理人員編制也會相對增加，而這些護理人員就是公共衛生宣導的第一線尖兵，自然也拓展了公衛宣導的滲透力。曾擔任太麻里群醫中心的護產負責人魏惠

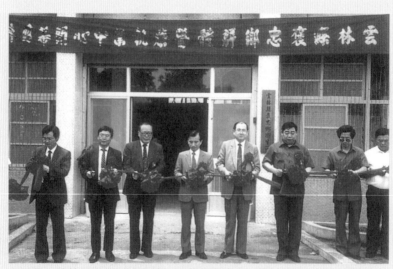

1989年，雲林縣褒忠鄉成立第一百所群醫中心（圖片來源／雲林縣褒忠鄉衛生所）。

志回憶，當時為了推廣腹腔鏡結紮，他們特別讓出辦公室，將之布置成病房，外科診療室也改為手術房，彷彿身處戰地一般。從這個景象不難了解，衛生所對偏遠地區醫療的貢獻。

群醫中心設立後，衛生所有如浴火重生，醫療也逐漸成為衛生所的主要功能。許子秋署長後來又推出「台灣地區醫療網計畫」，衛生所自然而然成為最紮實的基層衛生尖兵。

醫療生態丕變，衛生所面臨轉型

不過，衛生所的業務推動，並非從此一路順風。原因在於，台灣各地都市化程度不同，民眾對衛生所的依賴及需求度也有明顯落差。以都會區來說，由於醫療資源充沛，民眾對衛生所的需求相對偏低；而偏遠地區的衛生所，常是當地唯一能提供診療的場所，醫療自然成為當地衛生所最重要的服務項目。因此，衛生所在發展群醫中心後，其所扮演的角色及功能是否因地制宜，曾引發不少討論。

到了1990年代中期以後，醫療環境迅速變遷，台灣城鄉間的醫療資源差距縮小，除了特定的山地、離島地區外，各地的醫療可近性也提高了許多。尤其1995年3月全民健保上路，民眾只要付少許的部分負擔，便可持健保卡至醫療院所接受免費醫療。很多民眾說，以前到衛生所看病，是貪圖衛生所收費較

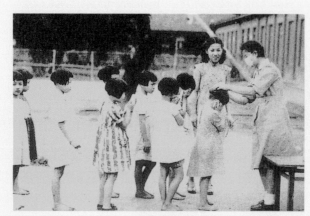

台北衛生局護士為台北市西門國小染頭蝨的學童噴灑殺蟲劑（圖片來源／台灣婦幼衛生協會）。

便宜，甚至不收錢，健保開辦後，這項誘因沒有了，民眾到哪裡都可以便宜地看病，群醫中心的存廢問題，就引發爭議。

而許多年輕醫師在大醫院完成住院醫師訓練後，紛紛在各地自行開業，從都會區到都會邊緣，甚至鄉村地區，導致醫療院所愈開愈多，競爭愈加白熱化。衛生所在這場醫療市場爭奪戰中，自然遭到「邊緣化」，醫療業務從此一蹶不振。全民健保這個劃時代新制一上路，無疑已讓醫療生態重新洗牌，也無可避免地再次衝擊衛生所的定位問題。

在都會區，衛生所的功能爭議更大。前台北市研考會主委陳士伯曾在1989年提出對衛生所未來定位的研究報告，指出四種不同的方案：第一，加強衛生所基層醫療功能；第二，取消衛生所醫療作業，使其專責於公共衛生工作；第三，衛生所門診變更為市立醫院的衛生門診；第四，裁撤衛生所，並將其功

能併入市立醫院。以台北市衛生所來說，當時很多人主張以上面的第三種定位改制。目前台北市也已將衛生所的門診醫療業務，轉由所轄的市立醫院經營，衛生所轉而著重保健、防疫等公共衛生初級預防工作，強調健康促進及預防保健，並以社區健康營造模式，鼓勵民眾自發性參與社區的健康促進活動。

健康促進將成公衛主流

為了迎接新世紀的到來，衛生署當年積極推動組織再造，在「國家衛生研究院」、「疾病管制局」、「管制藥品管理局」等單位相繼成立後，再度整合曾在基層公衛發揮極大功能的家庭計畫研究所、婦幼衛生研究所，和衛生署保健處等現有資源，成立了「健康促進局」；意味「健康促進」將是取代醫療，成為公共衛生業務的主流。時代不斷更迭，未來衛生所也勢必再度面臨轉型的壓力。

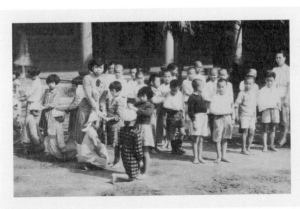

1950年代時，因戰爭結束衛生條件差，各學校積極進行緊急救護訓練。為解決頭蝨感染問題，男生以剃光頭根除後患，女生則用殺蟲劑粉噴灑頭部，再用頭巾包紮治療頭蝨。圖為清水國小女生正在學習頭部包紮（圖片來源／台灣婦幼衛生協會）。

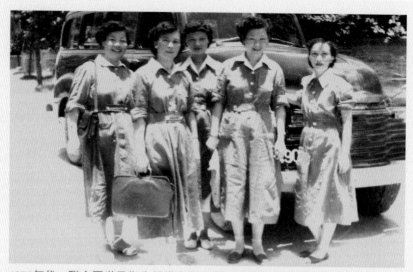

1950年代，聯合國世界衛生組織和聯合國兒童基金會每年安排專家到台灣指導各項公共衛生作業，護理督導員則負責將國際顧問的最新方法和技術帶到最基層的衛生所，並帶回基層碰到的問題，研究解決方案。圖為1955年台中縣衛生院護理督導員合影（圖片來源／台灣婦幼衛生協會）。

　　若採因地制宜策略，衛生所未來將可區分為三大類型，即都會型、一般型，與山地離島型。以台北市為例，將以健康促進、預防保健為首要業務，而其他各縣市衛生所基於現況考量，仍維持以醫療和公共衛生並重的策略。山地離島的衛生所，在醫療資源尚未普及前，仍應強化其醫療功能為主。

　　數十年來，衛生所在衛生政策計畫與執行中，扮演了舉足輕重的角色，也具體地向社會展現其成果。雖然衛生所的角色迭經變革，進入新世紀也將肩負新的使命，但是，回首來時路，衛生所不但創造了「小兵立大功」的公衛奇蹟，更在台灣公共衛生史上，寫下不可磨滅的一頁。

精神醫療

走過人間煉獄
樹立人道指標

林秀美

精神病友走過不被了解的歲月,在《精神衛生法》實施後,已能從家庭訪視、治療、個案追蹤、管理、復健,到重回社區的生活輔導中,得到完整的照護,也為國際社會提供了完整的精神照護新模式。

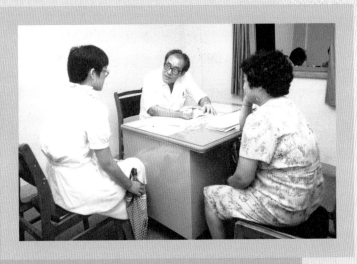

1983年,桃園療養院徐澄清院長在門診耐心為病患問診(圖片來源╱衛生福利部桃園療養院)。

　　台灣光復初期，一部以真實故事為藍本拍攝的電影《瘋女十八年》，曾轟動一時，故事中的女主角是一名精神分裂症患者（現稱為思覺失調症），因此遭受腳鐐手銬，被關在茅屋裡長達18年。她的坎坷血淚，其實正是早期台灣精神病患命運的縮影。

　　美國也曾拍攝過一部以精神病患遭遇為主題的電影：《飛越杜鵑窩》，一時間成為全球的話題。它描述精神病患在美國一所州立精神病院中，受到種種不人道的待遇，片中對精神醫療方式與制度，可謂極盡批判與嘲諷。

　　由這兩部電影不難瞭解，當時精神病患所受到的歧視、輕忽、排斥，甚至遺棄，無論中外皆然。

　　精神病患的發病原因牽涉到遺傳、生理、心理、社會、生活、環境等多層面，十分複雜。由於病程慢性化，造成病情反覆發作，時好時壞；加上近年來接連發生幾宗精神病患殺人、闖禍的事件，震驚社會，輿論為之嘩然，一般大眾因而對精神病患產生刻板印象，常稱之為「不定時炸彈」，要求加以隔離，以策安全。這些報導字眼對精神病患及家屬，無疑是「難以承受之重」。一方面要承受病程的折磨，一方面又得忍受社會將精神疾病「標籤化」所帶來的傷痛與負荷；患者甚至在他人異樣眼光下，導致病情愈發嚴重。

中央、地方、社政、衛生互踢皮球

　　台灣在戰後百廢待舉，醫療資源貧瘠，精神醫療未受到重視，幾乎成為勢所必然。政府對於慢性精神病人的醫療照顧，往往將其定位為社政問題，由內政部、省社會處等社政單位管轄，千篇一律以收容為主，根本談不上復健、治療。不論在中央或地方政府，均無專責的精神衛生行政單位，一有問題出現，幾個單位常互踢皮球，讓精神病患成為三不管的社會問題。直到1980年代初期，由衛生署進行全國性精神病患問題的統籌、規劃，並將其從消極的救助、收容，提升為積極的醫療、照護與精神復健。經此明確的政策導引，以及對精神病患

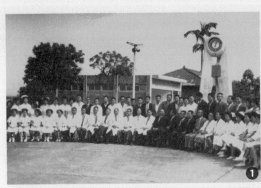

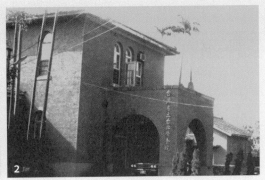

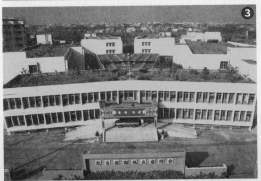

桃園療養院經過多次更名改制，1934年最早定名為「養神院」，是臺灣首座公立精神病院，1945年臺灣光復後更名為「錫口療養院」。1966年更名為「臺灣省立臺北療養院」。1979年遷址至桃園，更名為「臺灣省立桃園療養院」，1985年政府推動精神醫療網，桃療核定為北區核心醫院（圖片來源／衛生福利部桃園療養院）。

① 1950年代錫口療養院院慶活動，可見當時醫院外觀和醫療團隊。
② 臺北療養院醫院外觀，大門已換上新招牌。
③ 1985年遷建到桃園後的新院全貌。

的人權照顧，台灣的精神醫療體系從此才逐漸成熟，且發展成為亞洲的典範。

近代精神醫學的發展，算來已有100多年的歷史，台灣的精神醫學則是自日據時代就有記載。1917年，台灣總督府醫學校曾聘日籍教授中村讓講授「精神病學」。1922年，位在萬華的私人慈善機構台北仁濟院，在國內率先設置精神病床；但當時仍以收容精神病人為主，還談不上精神醫療。直到1934年，台灣總督府創建「養神院」為一精神病院。1945年台灣光復後歸屬省政府，改名為「台灣省立錫口療養院」，位在今日台北市立聯合醫院松德院區附近，為全台灣省首座精神病院。後來，錫口療養院遷址到桃園，成為現在衛生福利部桃園療養院的前身。這也是公立精神病院的源起。

1936年，政府首度頒布《精神病監護法》及《精神病院法》，這是政府初次以法律來規範精神醫療機構及其設立的標準。

多少病患被遺棄異鄉

在光復初期，台大醫學院即率先設立了精神科。從過去到現在，它不僅是台灣精神醫學的教學、研究與人才培育的搖籃。及至今日，台灣的精神衛生發展，依然以台大醫學院為重

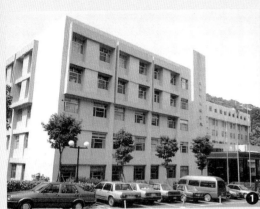

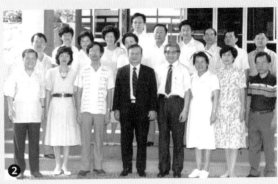

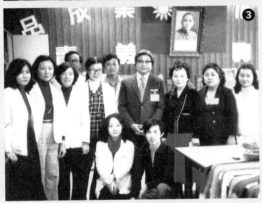

臺北市立療養院於1969年成立（現改制為臺北市立聯合醫院松德院區），1973年開創「臺北模式」社區精神醫療復健，採取病友白天至醫院參加精神復健活動，晚上回家與家人居住之日間留院治療模式，備受國際推崇。1979年，開辦全台首創的精神病患「院外復旦之家」。1986年核定為全國精神醫療網臺北地區的核心醫院（圖片來源／臺北市立聯合醫院松德院區）。

① 臺北市立療養院第一院區於1976年完工，之後陸續興建第二、三院區，提供更完善的精神醫療服務。
② 第一院區分階段興建，動土當天由當時的葉英堃院長（第一排右四）帶領團隊合照紀念。
③ 1977年八週年院慶，葉英堃院長（中央穿西裝者）和醫療團隊合影。

鎮。然而，長期以來，台灣的精神醫療，除了在醫學中心、公立專科醫院，對急性精神病患的照顧還談得上具醫療功能以外，絕大部分醫療與非醫療機構，均以收容、養護病患為主。台灣的精神病患在發病之初，多四處求神問卜，或尋求另類療法，待精神、金錢都耗盡，家屬在無錢可供就醫，或沒有能力照顧之下，只能任其流離失所，甚至成為遊民。也曾有不少家屬不堪長期照顧精神病患在心理、精神和金錢上的疲累，帶著

病患自西部搭乘縱貫線，越過半個台灣，將病患安置遺棄在有
「後山」之稱的花蓮、台東，讓病患從此迷失在陌生的地方，
也喪失尋找家人和自我的能力。反而是那些少數以「路倒病
人」名義送醫的精神疾病患者較幸運，或許還能獲得些許的治
療。

　　由於早期衛生單位都未設有推動精神醫療工作的專責單
位，從中央到地方，每年編在精神醫療方面的預算十分微薄，
僅有象徵性意義，根本做不了事。整個社會從家庭、臨床到行
政體系，可以說根本談不上精神醫療。在1982年，時任衛生署
醫政處副處長的葉金川說，當時署裡有關精神醫療的業務，僅
有心理衛生部分，而其業務劃歸保健處負責，由技士謝佩卿一
人掌管全國的心理衛生業務，全年預算只有50萬。當時的衛生
署長許子秋眼看精神衛生相關問題叢生，社會迫切需要精神醫
療，遂決定將心理衛生的意涵擴充，提升為精神衛生部門，並

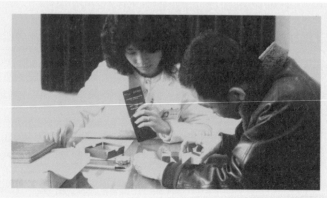

1983年，桃園療
養院的臨床心理
師為病人做心理
衡鑑，評估病患
的狀態（圖片來
源／衛生福利部
桃園療養院）。

改隸醫政處,將之定位為醫療領域的一環。到1987年時,精神醫療預算已增加到每年2～3億元,並正式在衛生體系成立了精神衛生科,管轄專屬業務。

精神醫療供需嚴重失衡

　　台大醫院精神部曾在1963年進行流行病學調查,結果顯示,台灣地區嚴重精神疾病盛行率約為總人口數的千分之三。依此推估,全國患者約有6萬名,其中約1/3需住院治療,人數約2萬人。但是,到了1980年,前台北市立療養院院長葉英調查全國的精神醫療資源分布情形,發現當時除了國防部管轄的國軍醫院外,全國精神醫療院所只有80家,總計6,000多張病床。以當時人口數來推算,平均每萬人口分配不到4張精神病床,且這些醫療資源大多集中在台北市、高雄市、台中市及台南市等都會區,而苗栗、南投、台東、台南及澎湖5個縣內,卻連一家精神科醫院診所都沒有,可見當時精神醫療機構嚴重不足的程度,加上分布不均,更造成精神醫療供需的嚴重失衡。

　　另一方面,不僅精神科醫事專業人力極度缺乏,連從業人員的專業訓練也有所不足。當時醫學院每年約有600名畢業生,選擇當精神科專科醫師的,每年不到10人,足見其冷門程度。以台大醫院為例,非台大醫學系畢業生想進入台大當住院

醫師，各科擠破頭也未必能如願，唯獨精神科，在招收住院醫師時，往往乏人問津，無法招滿。多年來，就靠著幾位資深醫師苦撐場面。

人間煉獄，令人不忍卒睹

在精神醫療人力與設施嚴重不足情況下，精神病患自然得不到良好的照顧。曾任高雄市衛生局局長陳永興，從政前是精神科專科醫師。他在所著的《飛入杜鵑窩：台灣地區精神醫療實況報導》（1981年出版）一書中，揭露了當時部分醫院或收容所有如監禁囚犯的集中營。人數常多達100、200名精神病患，全部關在大通鋪或水泥地上，每人的活動空間平均不到一坪，病患很少洗澡，每天披頭散髮，衣服髒亂、破爛，身上散發出難聞的惡臭，生活環境極為惡劣，更遑論精神醫療照顧及病患人權，皮膚病、肺結核在病患間交叉傳染，得不到治療，像極了「人間煉獄」。謝佩卿技士回憶：當時曾有監察委員視察位於三峽的一家療養院，目睹此一情景，當場對業者破口大罵：「真可惡！實在太沒良心了。」

而號稱「東南亞最大的精神病患收容所」的衛生署署立玉里醫院（前身為玉里養護所），遠位於中央山脈東面，一個幾乎與世隔絕的所在，病人一旦入院，幾乎沒有重返社會的機

會，也很難再見到家人，他們的生命就在這個被遺棄的世界裡，默默消失了。

精神疾病防治計畫的推展

台灣精神醫療開始受到重視，導因於當時社會爆發的一連串精神病患肇禍事故。例如1984年台北螢橋國小學童遭精神病患潑硫酸事件、財政部關政司長何政坤被罹患慢性精神病的太太殺害、龍發堂非法收容及虐待精神病患等。這些不幸事件發生後，在社會喧騰一時。病患病發時的舉動傷及了無辜，固然使社會加深對精神病患的疑懼，卻也讓向來被忽視的精神病患醫療問題，得到社會的正視。發展精神醫療，逐漸成為社會迫切的呼聲，衛生署也決定將之納入全國醫療網中的一環，加以推動。

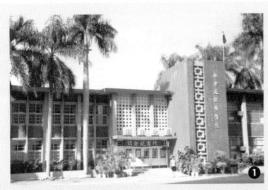
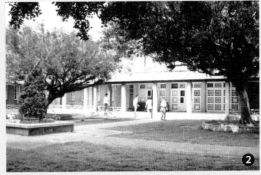

高雄市立凱旋醫院於1960年設立，是臺灣南部第一所公立精神病院，以方便中南部病患就醫。1985年起，擔任精神醫療網高屏區核心醫院，負責整合轄區內的醫療資源。1991年新建綜合大樓，於1998年正式啟用，提供南部民眾更完善的精神醫療照護（圖片來源／高雄市立凱旋醫院）。
①② 早期高雄市立凱旋醫院的行政辦公廳和四合院病房，因1994年間火災及地基鬆動而拆除病房。

1984年，當時的衛生署長許子秋即指示衛生署醫政處，研擬「精神疾病防治五年計畫」，作為「精神醫療網」的基本藍圖。而行政院也在1986年核定「醫療保健計畫——籌建醫療網計畫」時，將精神醫療納入整體性醫療施政策略。這是我國發展精神醫療以來，首度有較明確的政策方向及依據。

精神疾病防治計畫從1985年至2000年6月，共經歷了三個5年，總計為期15年，其目標在建立精神衛生體系，健全精神醫療服務網絡，並保障精神病患權益，加強其社會福利。到1999年間，衛生署在精神醫療方面共編列了84億5千萬元預算，辦理各項精神衛生工作，包括：精神醫療行政體系的建立、精神醫療人員的培育、醫療設施的擴張及品質的提高、社區精神疾病盛行率調查、社區復健的強化、精神醫療區域網的建立，以及相關法令的制定等。

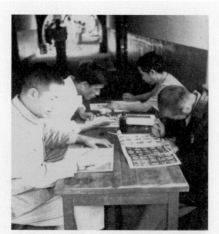

1966年，臺灣省立臺北療養院（現為衛福部桃園療養院）透過多元復健治療活動，如書法、工藝、體能等，維持病友的生活功能（圖片來源／衛生福利部桃園療養院）。

時任台大醫學院精神部教授林信男回憶，這些精神醫療的軟、硬體建設，從無到有，從零落到整合，是專家、醫師、學者及衛生行政

人員集思廣益所匯聚而成的。政府一連串的精神衛生建設，不只在政策上有了重大的改變，為了取法先進國家的制度、做法及精神，當年還由衛生署醫政處長葉金川

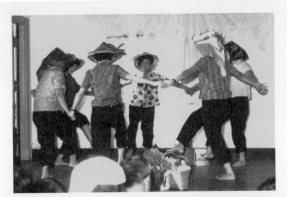

親自帶隊，率領一群精神科醫師、專家，遠赴加拿大取經，大家在加國馬不停蹄地參觀、上課和討論。林信男教授說起那次的經驗，是個難得的實務與理論對照機會，至今仍覺得彌足珍貴；而且，「這還是世界精神醫學會榮譽理事長林宗義博士親自設計的課程呢！」

　　1987年7月，衛生署醫政處正式設置精神衛生科，專職綜理全國精神醫療業務，是全國第一個精神衛生行政單位。直到1993年，各縣市政府衛生局才陸續設置精神衛生股或專責人員，主管各轄區的精神醫療、心理衛生保健工作，精神衛生行政體系才逐漸成形。

　　為了確保精神醫療院所的服務品質，衛生署從1985年起至今，每3年舉辦一次全國精神醫療院所的評鑑工作。精神科專

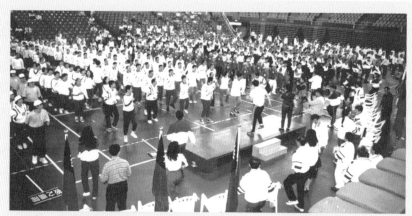

2000年，桃園療養院病友參與康復之友鳳凰盃運動會的開幕式表演，展現活力（圖片來源／衛生福利部桃園療養院）。

科醫師法實施後，亦辦理精神醫療人員繼續教育，及相關人員專業執照法的擬訂等，這些都是為了提升精神醫療品質而設。

精神衛生法，保障病患權益

在《瘋女十八年》的背景時代裡，精神病友可說是過著人間煉獄的生活、等死的歲月。而政府將精神衛生醫療視為收容、救助的社政問題時，也只能說是政府承認了精神疾病存在的事實。直到《精神衛生法》完成之後，從預防、治療、復健到重回社區的精神醫療體系，才算真正起步。

1990年12月7日，《精神衛生法》正式頒布施行。這是台灣精神疾病防治的重要里程碑，也揭示政府透過立法、制度來保障精神病患權益的決心。法案中揭櫫了精神醫療、精神復健

與心理衛生保健三者並重的基本方針，涵蓋了衛生、司法、社政及治安等部門，對精神衛生體系、設施及精神醫療業務、病患權益與保護等，均有周全的規範，使患者能獲得妥善的醫療照顧，以增進國民心理健康與社會整體的和諧與安全。

精神疾病防治計畫從此在《精神衛生法》的配合下，更見具體成效：

一、充實精神醫療設施

當年的衛生署設立「醫療發展基金」，提供無息或低利貸款，鼓勵在偏遠地區及資源不足的區域，運用此基金設置精神醫療機構，使得精神科設施不足的困境，透過此一措施獲得改善。至1999年12月，全國精神醫療院所共211家，病床數17,778床，較1980年的80家醫院，6,000床病床，增加了近3倍。另外，日間病床3,520床、社區復健可收治481人、康復之家32家、847床，也比20年前的精神醫療資源充足很多，但仍待日後繼續補強，以因應社會日益增加的需求。

除了「量」的擴充外，精神醫療設備在「質」的方面，也有明顯的改善。過去有如監獄般的簡陋病房，幾乎都以限制病患活動為目的，現在已完全改觀，有些醫院的設備，甚至可媲美大飯店。普遍來說，對精神病患的服務，已不亞於對其他生理疾患的照顧。

二、積極培育專業人員

透過提高精神科醫師的待遇、分發公費醫師至精神科服務、增加國內外進修機會等措施，吸引年輕醫師從事精神醫療工作。到1999年12月為止，台灣的精神科醫師有828人，護理人員2,787人，臨床心理人員276人，社會工作人員296人，職能治療人員4,499人，大大增強且充實了精神醫療團隊的陣容。

三、成立社區心理衛生中心

為了推展心理衛生保健工作，台北縣、台中縣、嘉義縣、高雄縣及高雄市均設有心理衛生中心，台北市也在2000年成立了社區心理衛生中心。如何將各社區心理衛生中心連結成網路，讓精神醫療和心理衛生落實到每一縣市、每一鄉鎮的社區裡，是精神疾病防治計畫的目標。

四、建立區域性精神醫療網

政府自1985年起，將台灣地區依地理環境、人口及精神醫療資源分布情形，畫分為台北地區、北部地區、中部地區、南部地區、高雄地區、澎湖地區、東部地區等七個責任區域，成立區域精神醫療網，每一區域指定一家資源充沛的醫療機構，擔任核心醫院，由核心醫院負責整合轄區內的醫療資源，提供較佳的醫療服務。

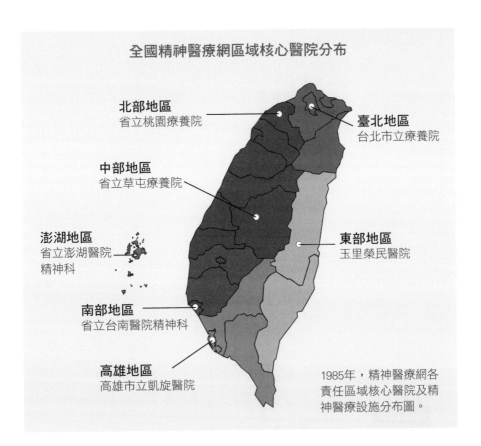

全國精神醫療網區域核心醫院分布

北部地區
省立桃園療養院

臺北地區
台北市立療養院

中部地區
省立草屯療養院

澎湖地區
省立澎湖醫院
精神科

東部地區
玉里榮民醫院

南部地區
省立台南醫院精神科

高雄地區
高雄市立凱旋醫院

1985年，精神醫療網各責任區域核心醫院及精神醫療設施分布圖。

五、辦理強制鑑定及住院業務

　　編列預算，補助強制鑑定病患的醫療費用。自1992年7月至1999年6月，累積的補助人數已將近5萬人次，補助金額為新台幣11億元。此一措施目的在維護社會安全，讓警察、公共衛生護士或民眾有法源依據，可舉發路倒、流落街頭，或社區中有傷害他人之虞的精神病患。若經專科醫師鑑定，已達到精神異常狀態，則轉送醫院接受進一步治療。

六、加強藥癮戒治

　　各公立醫院精神科全面開辦藥癮治療特別門診，並設置藥癮治療病房，規畫1,500床勒戒床，由7個責任區的核心醫院，協調45家醫療機構，給予看守所或少年觀護所附設勒戒處所醫療支援。另補助財團法人基督教晨曦會、台灣基督教主愛之家辦理藥癮輔導研習會。

　　《精神衛生法》施行9年後，於2000年完成第一次修訂，提高病人接受繼續教育、就業的權益，並減輕家屬的負擔。值得一提的是，修訂委員會邀請了兩名家屬代表提供意見，表達心聲，讓法規的落實更符合病家的期待。

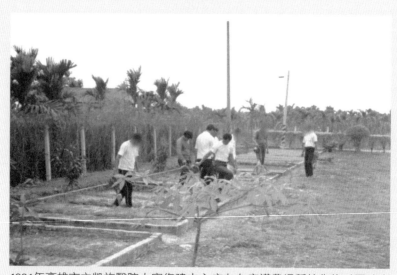

1991年高雄市立凱旋醫院大寮復建中心病友在庇護農場種植作物（圖片來源／高雄市立凱旋醫院）。

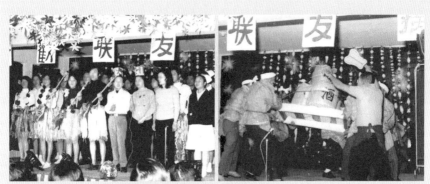

1973年臺北市立療養院舉辦病友聯歡會，鼓勵病友上台才藝表演，透過歌聲、戲劇、跳舞等輕鬆活潑的活動，也讓病友藉此團聚交流，彼此分享鼓勵，找到支持的動力（圖片來源／臺北市立聯合醫院松德院區）。

病友團體相繼投入

其實，推展精神醫療的成果，除了得力於衛生單位與醫界的共同努力外，病患家屬多方奔走，主動投入，也功不可沒。成立第一個病友團體的高雄長庚醫院精神科主任文榮光說，過去，家中有精神病患，家屬大多視為羞恥、不幸，甚至認為是神明的懲罰，不是千方百計把患者藏在家裡，就是棄置醫院，甚至將患者趕出家門，任其自生自滅。不過，隨著醫療的發達、社會的進步、病患人權意識的提高，家屬多已不再沉默，且勇於出面爭取患者的權益。因此，由一群熱心的醫療人員、民意代表及家屬等發起的「康復之友協會」，早在1983年在高雄市率先成立後，台北、花蓮、桃園及南投等縣市也相繼成立，

到現在，全國已有22個康復之友協會。他們都是捍衛精神病患權益最堅實的力量，也是精神病患和社會溝通最有效的橋梁。

　　許多議題的倡導，民間團體總是走在政府之前。當《精神衛生法》實施後，這些病友團體接受衛生署及地方政府的經費補助，及當地區域核心醫院的技術支援，成為爭取病患人權、福利的壓力團體，也促成了1990年代以後，以社區為基礎的精神醫療復健體系，為我國精神醫療開拓了新的領域；衛生署的精神疾病防治審議委員會，也邀請病患家屬代表參與，除了為政策催生外，也發揮了鞭策、落實與監督政策執行的情形。

全民健保助一臂之力

　　1995年3月全民健保開辦，首度將慢性精神疾病列入31類重大傷病範圍，讓精神病友可享有免除部分醫療費負擔的待遇，等於由政府提供免費醫療。這是台灣精神醫療另一項成就。至1999年為止，納入全民健保的精神病患有8萬3,500人，其中，有治療紀錄者達8萬1,315人，占97％。這種由政府提供經費，終身照顧精神病患的做法，即使在全球先進國家也不多見。

　　據統計，健保局光在1999年，精神科給付即高達78億元，占健保醫療總支出的2.48％。相較於全民健保開辦之前，衛生署、內政部、退除役官兵輔導委員會等各單位的精神醫療補助合計

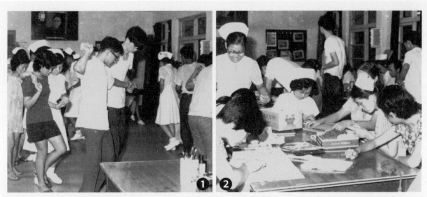

1971年，臺北市立療養院的護理師團隊耐心帶領病友進行復健治療（圖片來源／臺北市立聯合醫院松德院區）。
① 透過舞蹈治療鍛鍊精神病友的體能，增加活動量，舒暢身心靈。
② 病友藉由參與手工藝製作，可增加耐力及注意力，進一步改善工作態度和習慣，從中建立自信心和成就感。

約30億元，經費已大幅成長，也因此帶動了精神醫療的進展。

　　1995年6月，立法院通過《身心障礙者保護法》，這是社會福利國家由政府力量照顧弱勢者的做法。該法將慢性精神病患也納入保護傘下，台灣對精神病患的照護，從此更加完善。自此，精神病患除了醫療外，也可享有與殘障者同樣的社會福利。有精神病患的家庭經濟壓力減輕了，患者也不再是沒有人要的「人球」，過去流落街頭或被長期關在鐵籠的悲慘景象，現在已很少見了。

協助精神病患回歸社區

　　醫療最直接目的固然在解除病痛，恢復健康，但最終目的

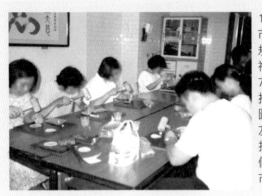

1984年，凱旋醫院接辦「高雄市立大寮精神病養護所」後，規劃為復健治療中心，專責精神病患復健醫療工作。1985年7月凱旋醫院於大寮復建中心推行精神病患職能復健訓練。圖為1991年職能治療師帶領病友做皮革雕刻手工藝，訓練手指靈活度及培養耐性，鼓勵他們發揮創意（圖片來源／高雄市立凱旋醫院）。

仍在於讓病患恢復其工作能力，回歸正常的生活。但是，精神疾病往往隨時間導致慢性化，除了需要醫療照護外，也需要包括康復之家、庇護性工作場所、社區復健中心、居家治療、醫療服務危機處理，以及就業輔導等復健工程，建構出完整的社區服務與支持網絡，才能協助精神病患在回歸社區後，能自理生活，減少對家人、社會的依賴。

　　1965年，台大醫院精神科率先成立日間留院病房，開創台灣社區復健的新觀念。1973年，當時的台北市立療養院，在台北建立所謂「台北模式」的醫療復健，即以醫院為基礎，統合醫院所有醫療模式，以及社區內所有資源，提供病患及其家屬連續性、整體性的照顧服務。醫療及社區復健成為一體不可分的照顧與服務，病人出院後，仍繼續在門診部接受追蹤、治療，或由公共衛生護士、社會服務員定期到家訪視、追蹤，並以一貫強而有力的個案管理，全面性提供生活輔導，以預防病

情復發；或期能在其發作時，及時協助病患儘早接受治療。

　　此一台北的精神醫療社區照顧模式，在1980至90年代，逐步推廣為全國性精神病患追蹤典範，在國際精神醫療領域中，也常被提及，日本精神醫療界更多次派人前來觀摩。

　　1974年，彰化明德醫院在醫院內設置製鞋工場，提供精神病患投入生產線的工作機會，病患從此可不再仰賴他人，而有了固定的收入，縱使微薄，但其自力更生的意義，卻不容忽視，亦為職能治療的具體目的。1978年，台北市立療養院設立了「復旦之家」，協助病患復健，回歸社會，以去除長期住院造成的「機構化」思想與行為，幫助病患恢復自我照顧與謀生的能力。此後，各地精神病醫療院所開始為病患開設咖啡廳、花店，一方面協助其謀生，一方面也藉與人群的互動，讓社會了解：精神病患並不可怕。

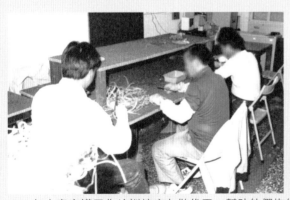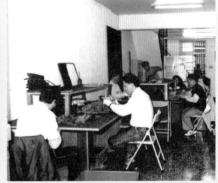

1991年大寮庇護工作坊訓練病友做代工，幫助他們恢復工作能力（圖片來源／高雄市立凱旋醫院）。

走出九二一陰影

1999年9月21日，台灣發生百年來傷亡最慘重的大地震，造成2,300多人死亡。無數災民、救援人員，甚至非災區的住民，歷經此一巨變，在精神上承受莫大的壓力，也使得台灣精神醫療發展面臨最嚴屬的考驗。當時國內精神醫療界立即動員，深入災區進行心靈重建工作，內容包括：成立精神醫療諮詢專線、印製災難心理衛生輔導手冊、邀請國外專家對災後創傷症候群的臨床治療及流行病學研究進行再教育、針對災民及救難人員進行大規模心理篩檢，以偵測潛藏的心理困擾與精神疾病。動員時間長達1年以上，充分展現精神醫療界對家園、同胞的關心，協助災民走出災變陰影，活出自己。

時任台灣精神醫學會理事長的李明濱，在「九二一震災心理衛生之因應」報告中指出，重大災難之心理衛生，並非單純的壓力反應，而是牽涉個人人格特徵及精神狀態，精神醫療人員積極介入，尤其精神科醫師的診斷與治療團隊的整合，更扮演關鍵性的角色。災難後的心靈重建，將成為台灣精神醫學界跨世紀的重要任務。

在災害發生的急性期，災民很容易尋求民俗信仰的幫忙，但此後很可能需要到精神科醫院，尋求精神科專業人員的治療或協助。如何有效統合民俗信仰及醫療於現代精神醫療體系

裡，並給予民眾教育宣導，是重要的關鍵。而這也是國內精神醫學以專業能力和民胞物與的精神，實踐社會責任，最令人感動的事例。

願精神病也有治癒的一天

從醫學的觀點來看，精神疾病和一般生理疾病並沒有不同，一樣都是病痛，一樣仰賴醫療專業人員予以治療、支持、協助。其間的差別在於，生理疾病發生在生理、器官、組織上，而精神疾病則發生在心理狀態或精神層面。由於過去人們對精神疾病發病原因不甚瞭解，加上精神疾病很難完全治癒或康復，社會、文化多半賦予神鬼作弄的色彩，也因而造成社會大眾的偏見與誤解。

台灣精神醫療的發展，是一條艱辛又漫長的路，政府、患者、家屬、社會大眾及臨床工作者，一路走來，備感沉重。尤其精神醫學界前輩，在乏人問津的冷門領域中，奉獻數十年心血，為台灣精神醫療拓荒、開墾，默默地為長期被忽略的精神病患付出人道的關懷，陪伴病患與家屬走過人生低潮、黯淡的歲月。如果沒有前人的篳路藍縷，台灣精神醫療發展不會有今天的成就。

展望未來，精神疾病防治工作仍有待加強，尤其社會急遽

變遷所引發的各種身心症，正與日俱增，亟待更多的生力軍繼續耕耘，全面提升服務品質，以滿足民眾精神疾病保健需求。

　　跨入新世紀，生物醫學科技突飛猛進，醫學對人類的生理、心理，甚至兩者間微妙的關係，也有了更深入的瞭解。精神醫學也逐步揭開「瘋」、「狂」現象的謎底，好比癌症成因的密碼即將破解一般；加上新藥的不斷研發，除了頑強的精神分裂症（現稱為思覺失調症）可有效控制外，對於威脅個人生命、損耗家庭社會成本甚鉅，世界衛生組織預言將成為21世紀精神流行疾病的隱形殺手——憂鬱症，也將能有效治療，「飛越杜鵑窩」將指日可待。

　　期望21世紀精神疾病謎底破解後，人們能從平等、關愛出發，不再帶有色眼光歧視精神病患，這是我們對精神醫療的祝福與心願。

B肝防治計畫

肝炎聖戰對抗國病
台灣經驗傲視全球

吳佩蓉

1980年代，「B型肝炎防治計畫」在台灣公共衛
生史上締造了一項傲人的成就；而全球首創對新
生兒全面接種B型肝炎疫苗，更為全球醫學史寫
下肝炎，乃至於肝癌防治的新頁。

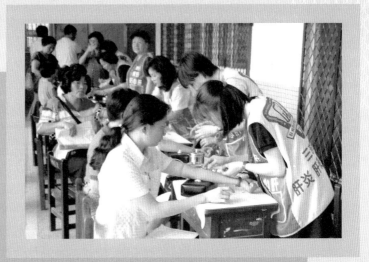

為了教育民眾對肝炎防治的正確認知，近年許多公益團
體、基層衛生所在台灣各鄉鎮舉辦肝炎肝癌免費篩檢服
務，提供民眾抽血和腹部超音波等檢查（圖片來源／肝
病防治學術基金會）。

　　臺灣B型肝炎帶原率之高，在全世界數一數二。因此，B型肝炎向來有「國病」之稱。為了向「國病」宣戰，終結此病對國人健康的重大威脅，政府在肝炎防治計畫推行之初，將其與厚植國力的光電、生物科技、自動化等尖端技術，並列為行政院指定推動的八大科技研究計畫。這項傾國家之力、靠專家智慧和全民投入而發動的「肝炎聖戰」，其換來的重大成就，也是經濟奇蹟之外，另一頁傲視全球的「台灣經驗」。

　　根據統計，台灣約有15～20％的人口為B型肝炎帶原者；亦即國人平均每5人中，就有1人是B型肝炎的帶原者。為何台灣會成為B肝病毒肆虐的所在？B肝病毒究竟從何而來？又何時開始普遍潛伏在國人體內？這些問題在防治計畫推行之前，就有許多學者、專家日以繼夜、廢寢忘食地在實驗室、臨床上努力鑽研，終而啟動了空前的B肝防治計畫。

　　早在1968年，發現B型肝炎病毒的美國知名學者布倫柏格（Baruch S. Blumberg）即發表論文指出，台灣居民B型肝炎帶原率高達13％，但早期移民至美國的台灣人，雖然血統相同，帶原率卻幾近於零，兩者差異如此之鉅，顯然不在於先天的問題，關鍵在於後天的行為與環境因素的影響。台灣帶原人口分布如此廣泛，時任中央研究院院士、台灣大學公共衛生學院院長的陳建仁推論，這極可能是源於「醫源性感染」，究其淵源，可追溯自日據時代頒布的「種痘規則」。

B肝，普遍是醫源性感染？

翻開1997年陳永興醫師所著的《臺灣醫療發展史》，記載著日據時代，台灣總督府評議會為防止天花傳染，曾於1906年通過「台灣種痘規則」，針對1歲以下的嬰兒實施定期種痘及臨時種痘規定。凡未依規定讓嬰兒接種者，家長將處以拘留或罰款。當時，這項政策執行得相當徹底，接種率也達一定水準以上；只是，當時缺乏無菌觀念，也缺乏良好的消毒器材，更遑論使用拋棄式針具。陳建仁說，B型肝炎病毒很可能已藉由當時頻繁的接種，在台灣地區的嬰幼兒間擴散開來。

另一個可以解釋台灣地區B肝帶原率偏高的理由是，當年社會打針文化盛行。依據陳建仁在1970年代對蘭嶼居民的調查結果顯示，離島蘭嶼因環境衛生不佳，缺乏自來水及抽水馬桶設備，兒童A型肝炎盛行率高達九成以上，不過，B型肝炎感染率卻極低，與台灣本島的情形十分不同。隨著當地居民到

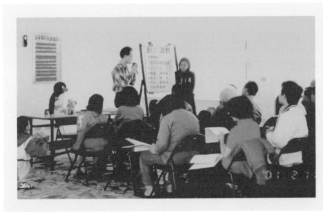

為了提升民眾的肝病防治觀念，醫護人員到社區舉辦衛教講座（圖片來源／台灣肝臟學術文教基金會）。

台灣就醫次數增加，B型肝炎感染及帶原率也隨之增高。這現象似乎暗示了台灣早期醫療水準不高，民眾偏愛打針，且普遍迷信打針才有療效。不只開業醫、醫院常應民眾要求打針，連藥局、藥房也都備有注射室。民眾常為了治病或「進補」而打針。然而，在缺乏消毒觀念下，可能透過針頭接觸已感染B肝病毒的血液、體液，而成為台灣居民B肝感染率特別高的原因。

國人健康的頭號殺手

值得注意的是，台灣地區B型肝炎感染率隨著年齡層增高而上升。當時40歲以上的人口中，有高達九成已感染過B肝。雖然大部分均可在感染後產生抗體，自然免疫，毫無症狀，但是，仍有15～20%的人會成為B肝慢性帶原者；而且，感染的年齡愈小，尤其是3歲以下的幼兒，一旦受感染，就容易成為帶原者。

而B肝的傳染途徑除了經由輸血、皮膚黏膜的傷口感染外，母子間透過胎盤的垂直傳染，也是造成台灣地區B肝盛行率無法截斷的重要原因。根據研究，B肝帶原母親有四至五成機率會將病毒傳染給新生兒，尤其是e抗原陽性的母親，傳染力更高。

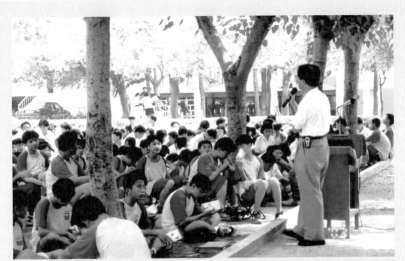
醫療人員為國中小學生進行肝病防治宣導，將正確的肝炎衛教知識和觀念帶入校園（圖片來源／台灣肝臟學術文教基金會）。

　　這或許是嬰幼兒的免疫系統尚未發育成熟，對病毒產生「免疫耐受性」的現象。也就是說，人體的防禦系統會把這些有害的病毒，當成自身一部分，任其在體內逍遙、繁殖，而未加以攻擊、對抗。病毒在這種情形下，會發生持續性感染，造成嬰幼兒長期帶原的狀態，且帶原機率高達九成。而B型肝炎病毒也透過此一途徑，代代相傳，成為國人健康的頭號殺手。

　　時任中央研究院院士、台大醫學院內科名譽教授，被喻為台灣肝病之父的宋瑞樓回憶，1970年代，內科門診常見肝硬化、肝癌患者，才40多歲的壯年，往往在出現黃疸、腹大如鼓等症狀後，才驚恐地四處求醫。診斷後證實，多已進入典型肝硬化、肝癌末期。不知有多少人正值壯年，卻因肝疾而拋下妻

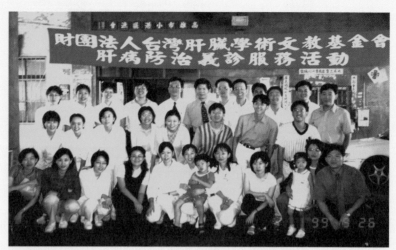

台灣肝臟學術文教基金會致力於關懷基層社區與弱勢族群，醫療團隊長年進入醫療資源較缺乏的偏鄉地區，提供當地民眾肝病篩檢和義診服務（圖片來源／台灣肝臟學術文教基金會）。

女稚子及年邁雙親，含恨撒手人寰？也不知有多少病患，不肯接受這殘酷的事實，不斷哀求醫師妙手回春？要不，則不惜一擲千金，以求「保肝」的祕方或偏方，但很快地藥石罔效，徒添人間憾事。作為醫者，目睹B肝的悲劇一再發生，卻無力阻止，那種無力感和遺憾，令宋瑞樓在行醫半世紀後，仍耿耿於懷，成為他將一生投注肝炎研究的原動力。

早年推估國內約有300萬名B肝帶原者，而經由母子垂直傳染的帶原新生兒，每年還會增加3萬人。其中，男性帶原者約有五成，最終死於肝硬化或肝癌；女性帶原者則有14%。這些數據足以說明，B肝對健康所造成的危害有多大。1982年，

癌症開始躍居國人十大死因首位，肝癌為男性癌症死因第一位、女性癌症死因第二位，慢性肝炎、肝硬化也占十大死因第六位。總計每年因肝癌、慢性肝炎、肝硬化死亡的人數，即超過6,000人。因此，如何切斷B肝病毒的傳染途徑，中止B肝造成肝硬化、肝癌的三部曲，早在1980年代，已是台灣地區為維護國力及國民健康，無可避免的最重要公共衛生議題。

先進防治計畫，來自有識的決策者

台灣的B肝防治計畫，不論在全球哪一個國家，都算得上「先進」。其能突破重重阻力，徹底執行，主要是決策之初，即來自有識者的大力支持。

1980年10月衛生署邀集臨床醫師、流行病學、實驗診斷以及衛教宣導各領域的學者專家，成立衛生署肝炎防治委員會，透過該委員會結合了國內相關領域的頂尖專業人士，成為政府釐定肝炎防治政策與推動時，最重要的諮詢單位。

同年12月，有「台灣科技教父」之稱的總統府資政李國鼎，在行政院成立了科技顧問組，專司國內科技發展決策。他在了解B肝對國人健康的危害後，即將肝炎防治列為優先施政項目，獲得當時行政院長孫運璿支持，李國鼎並以專案計畫指示衛生署，儘速進行B型肝炎疫苗臨床試驗，肝炎防治工作就

此邁入緊鑼密鼓的階段。

但是，這項經由專家建議，針對新生兒展開接種的臨床試驗消息一傳出，隨即引起各界的質疑聲浪，甚至大加撻伐。也有不少專家認為，此一作法過於冒險，因而全力反對，媒體也一再出現「美國人拿台灣小孩當試驗品？」、「台灣兒童是天竺鼠嗎？」等激烈反應。因為當時在台大醫院主持B型肝炎實驗研究的美國華盛頓大學流行病學教授畢斯理（Robert Palmer Beasley），已研究證實：母子垂直感染，是造成台灣居民B肝帶原率偏高的主因，他計畫以美國研發中的第一代B肝血漿疫苗，在台灣為下一代展開臨床接種試驗。但是，報章雜誌天天口誅筆伐，引起監察院關切，主動展開調查。經過多方討論及反覆調查、辯證，政府最終採納了諮詢小組的建議，以雷厲風行的手段，貫徹新生兒接種計畫，終使這場著名的「肝炎論戰」，在接種計畫實施後，逐步偃旗息鼓。

1981年8月24日，行政院通過「加強肝炎防治六年計畫」（1982～1987年），重點包括：成立肝炎患者資訊中心、加強肝炎防治衛生教育、預防肝炎傳染及B型肝炎研究等，由衛生署結合中央相關部會及地方衛生單位，積極推動。1982年8月25日行政院院會並進一步通過，將肝炎防治與能源、材料、資訊、自動化、生物科技、光電、食品工業，列為國家八大重點科技之一。

A肝搭B肝的防治宣導列車

　　當時的行政院長孫運璿還特別指示，由於B肝對國人健康已造成嚴重威脅，但民眾對B肝的認知卻嚴重不足，衛生署應會同新聞局，就B肝的病因、傳染途徑及預防方法等，以簡單具體的文字或圖表，向社會大眾展開宣導，發揮社教作用。在

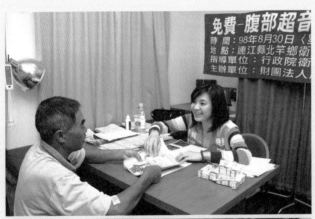

肝病防治學術基金會以消滅肝病為目標，致力於教育民眾正確的肝病知識，更設立國內第一個以肝膽專科醫護人員為主的義工組織和免付費肝病諮詢專線，個別解答民眾問題（圖片來源／肝病防治學術基金會）。

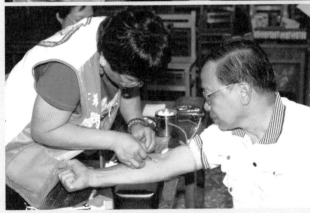

預防B型肝炎傳染方面，應告知國人生活習慣的注意事項，除了減少不必要的注射及輸血外，也應避免親吻嬰兒嘴唇，或把食物放入口中嚼碎再餵食幼兒，以免唾液傳染A型肝炎。希望這些觀念透過電視、廣播不斷反覆播放，能漸漸地影響民眾想法，逐一導正不正確的生活習慣與行為。

不過，當年的B型肝炎防治宣導，曾上演一段「烏龍案」。由於衛教宣導的口訣中強調，「使用免洗餐具，可預防肝炎」，但未清楚說明這方法主要是預防A型肝炎傳染，導致許多民眾至今仍誤以為B型肝炎會透過不潔的飲食、飲水而傳染，就連因B肝慢性帶原導致肝癌的運動健將，在病床上都不忘對前來探視的衛生署官員，大談改善攤販衛生及使用免洗餐具對預防B肝的重要。有不少B肝帶原者，更因此一錯誤認

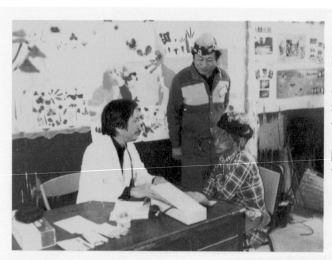

多數偏鄉醫療資源不足，肝病防治宣導團體安排醫療團隊進入原住民地區，為當地居民義診，提倡肝病篩檢（圖片來源／台灣肝臟學術文教基金會）。

知，在職場上飽受排斥和差別待遇，「帶原者」因而成了當事人不敢告人的祕密，是一生難以承受之重。

台大醫學院榮譽教授，也是財團法人肝病防治學術基金會董事長許金川指出，當年為了宣傳方便，將經由口腔傳入的A肝，和經由體液傳染的B肝混為一談，的確造成民眾對各種肝炎病毒傳染途徑認知上的混淆，且這些錯誤觀念一直延續到現在。不過，當時環境衛生條件不佳，民眾衛生常識和習慣也不好，才會造成A型肝炎盛行。因此，以A肝搭B肝，一起防治、宣導，其決策過程或許稍有瑕疵，但許金川認為，整體成果仍是瑕不掩瑜，連帶地，也成功預防了腸胃道傳染病。

B肝疫苗工業功敗垂成

政府決定推動新生兒全面接種B肝疫苗計畫後，為了避免疫苗中斷，影響防治成效，必須先確保疫苗來源。為此，行政院決定自國外移轉技術，由國人自行生產B肝疫苗，並期望藉此帶動本土疫苗工業發展。

當年，研發B肝疫苗有成的是美、法兩家藥廠，其中，美國默克藥廠已同時研發第二代基因工程製疫苗，以解決血漿疫苗等血液製劑帶來的汙染風險。雖然默克對國內B肝疫苗市場極感興趣，但開出的技術移轉權利金價碼，也令人咋舌，雙方

因談不攏而作罷。最後，派出當時國科會生物處長田蔚城為代表，赴法國與著名的巴斯德研究所簽訂合作計畫，於1982年引進B型肝炎第一代血漿疫苗，對國內帶原產婦生下的新生兒展開臨床試驗。經過3年追蹤、評估，再針對表面抗原陽性、e抗原陽性產婦所生的高危險群新生兒，在出生24小時內加強注射B肝免疫球蛋白，此後並按時注射疫苗。此一先驅試驗證實，疫苗對高危險群的保護效力可高達九成。

為了保證防治計畫順利推動，穩定疫苗來源，並帶動國內生物科技發展，1984年3月14日，行政院宣布成立「財團法人生物技術開發中心」。同年3月28日，由該中心與法方簽訂疫苗生產合約，並附帶要求在自製疫苗上市前，法方以每劑4美元的價格，優先供應我國疫苗。此外，為了將技術轉移，協助我國自製疫苗，特別在1984年8月先成立保生製藥股份有限公司。隔年1月開始建廠，其廠房、技術及品管，均以法國原廠「整廠輸出」的方式進行。同年底，完成儀器測試，並將所生產的B肝血漿疫苗，委託美國紐約大學靈長類試驗中心，進行黑猩猩動物實驗及人體試驗，終在1987年6月30日取得衛生署核發的執照，首開國人自製肝炎疫苗的先河，也是國內落實新生兒全面接種B肝疫苗政策的基礎。

然而，不久後，醫界即發現了愛滋病毒，甚至逐漸發展成「廿世紀黑死病」威脅，人人談愛滋而色變。由於B肝與愛滋

感染途徑相近，民眾對血漿疫苗的安全性也開始產生疑慮；再加上美國默克藥廠的基因工程疫苗提前上市，在1990年即獲得衛生署的上市許可，因而強烈衝擊到本土的血漿疫苗市場。

　　國產的疫苗競爭力不敵國際大藥廠，保生製藥公司終在1995年4月宣告歇業，國產疫苗自製計畫功敗垂成。以肝炎防治帶動國內生技產業的目的，也因錯估生技產業發展的腳步而功虧一簣，這也是整個肝炎防治計畫中最大的遺憾。

預防接種時間及紀錄表

姓名：_____　　　　出生日期：___年___月___日

民國80.5.23.修正實施

適合接種年齡	接種疫苗種類		接種日期	下一次接種日期	接種單位
出生24小時內	B型肝炎免疫球蛋白	一劑			
出生滿24小時以後	卡介苗	一劑			
出生滿3～5天	B型肝炎疫苗	第一劑			
出生滿1個月	B型肝炎疫苗	第二劑			
出生滿2個月	B型肝炎疫苗	第三劑			
	白喉百日咳破傷風混合疫苗	第一劑			
	小兒麻痺口服疫苗	第一劑			
出生滿4個月	白喉百日咳破傷風混合疫苗	第二劑			
	小兒麻痺口服疫苗	第二劑			
出生滿6個月	白喉百日咳破傷風混合疫苗	第三劑			
	小兒麻痺口服疫苗	第三劑			
出生滿9個月	麻疹疫苗	一劑			
出生滿12個月	B型肝炎疫苗	第四劑			
出生滿1年3個月	麻疹腮腺炎德國麻疹混合疫苗	一劑			
	日本腦炎疫苗	第一劑			
	日本腦炎疫苗（每年3月至5月接種）	論二週第二劑			
出生滿1年6個月	白喉百日咳破傷風混合疫苗	追加			
	小兒麻痺口服疫苗	追加			
出生滿2年3個月	日本腦炎疫苗	第三劑			
國小1年級	破傷風減量白喉混合疫苗	追加			
	小兒麻痺口服疫苗	追加			
	日本腦炎疫苗	追加			
國小6年級	卡介苗	需經測驗陰性者追加			
國中3年級、國小學生	麻疹腮腺炎德國麻疹混合疫苗	一劑			
育齡婦女	德國麻疹疫苗	一劑			

請與戶口名簿同時保存　　行政院衛生署印製80.10. 500,000

此為1980年代小孩的「預防接種紀錄卡」（俗稱黃卡）。為了實踐B型肝炎疫苗全面接種，國小入學前須檢查黃卡；凡接種不完全的學童，須補接種一劑。

213

接種對象由新生兒逐步擴充

1984年7月起，衛生署開始推動B型肝炎預防注射計畫，尤其著重在截斷母子間的垂直傳染，因而以未感染過B型肝炎的新生兒為目標，再依感染的危險性、注射及檢驗人數等因素，訂定每年擴大注射目標如下：

- 1985年至1986年度：以表面抗原陽性產婦的新生兒為接種目標。
- 1987年度：擴及所有新生兒全面接種。
- 1988年度：所有新生兒及學齡前幼兒、未感染的醫護人員全面接種。
- 1989年度：所有新生兒、學齡前幼兒、國小未感染學童及帶原者家屬，均列入接種目標。
- 1990年度：所有新生兒、學齡前幼兒、國小未感染學童、未感染的國中、高中、高職、五專等青少年，皆為接種目標。
- 1991年至1992年度：所有新生兒、學齡前幼兒、國小一年級未完成B肝疫苗接種者，均列為接種目標。
- 1993年度：同上年度，並增列20歲以上未感染者，含大專院校學生在內為接種對象。
- 1993年至1995年度：同上，並增列國小六年級未完成注

射者，得補接種疫苗。

從1985年展開，到1994年度截止，10年肝炎防治計畫中，總共注射了920萬劑疫苗，注射人數達256萬人，B肝疫苗接種率近九成。研究顯示，在新生兒全面接種B肝疫苗後，國小一年級學童的B肝帶原率已從11％降為1.7％。如持續維持在接種率九成以上，預估到公元2010年，下一代的B肝帶原率將下降到0.1％，成為和美國一樣的低帶原率地區。

不過，要談台灣B肝防治計畫真正開花結果，最典型的代表作為1997年刊登在國際知名醫學期刊《新英格蘭醫學雜誌》上，以時任台大醫院小兒部主任張美惠為第一作者的論文。這篇研究論文指出，依據台灣經驗，在全面接種B肝疫苗後，6歲幼兒的B肝帶原率，已從10.5％下降為1.7％，而疫苗接種前

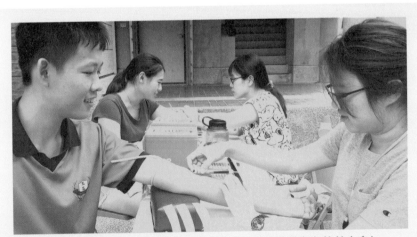

護理人員為民眾抽血檢驗肝炎（圖片來源／台灣肝臟學術文教基金會）。

後的兒童肝細胞癌年發生率，則從每十萬人口0.52例，下降到0.13例，成為全球第一篇證實疫苗可預防癌症的研究。這篇具原創性的論文，令國際學界為之「驚豔」，並從此在學術界廣泛被引用。當時的衛生署疾病管制局局長涂醒哲表示，台灣也因此從過去以B肝帶原率偏高而聞名全球的國家，搖身一變成了以B肝防治成績享譽國際的國家。

B肝防治計畫的全方位影響

當時，中央研究院院士陳定信認為，台灣肝炎防治之所以成功，關鍵在於事先規劃完善，尤其肝炎的預防接種計畫，幾乎以最完美的狀況進行規劃，以最強韌的毅力去貫徹，從上到下，從行政院長到第一線執行接種業務的公衛護士，每個人認真執行，整個防治計畫由於規劃完整、執行徹底，終能在肝炎防治一役中，贏得勝利。

而幾乎每一位曾參與肝炎防治計畫的學者、專家，對於當時全面動員的情景，都畢生難忘。因此，雖然台灣肝炎防治的構想源自於外籍學者，卻是在本土公衛、臨床及基礎醫學研究者的共同努力下，開花結果。

陳建仁說，B肝防治計畫對他個人而言，是一項彌足珍貴又意義獨具的「啟蒙計畫」。他有幸在剛出社會時，就接觸到

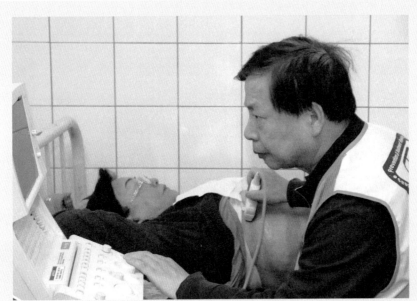

醫師透過「腹部超音波」幫民眾進行肝癌篩檢（圖片來源／肝病防治學術基金會）。

國際級的公衛大師畢斯理。當同輩學者還在做病例對照研究時，他就學會了更先進的世代研究法，用來進行B肝研究。他認為，無疑地，肝炎防治計畫將台灣的公衛研究重點，從急性病帶入慢性病，並進一步提升到分子生物學領域，堪稱是台灣流行病學研究的分水嶺，也是帶動本土研究風氣的火車頭。

此外，肝炎防治計畫對於行政體系的整體動員，及醫療軟、硬體設備的更新，也有加速催化的作用。前衛生署長許子秋勇於任事，不畏人言，並大膽啟用年輕人。他曾說：「有事，我來扛」，就是這份擔當和信任，讓一批學有專精的年輕

幕僚和子弟兵放手一搏，在擘劃政策、籌組人力、調集資源、貫徹主張各方面，個個勇往向前，為台灣的衛生行政注入新的生命力。而當年參與肝炎防治計畫的年輕人，如今多數已是學術或行政體系的中流砥柱，這也是許子秋留給後人無限珍貴的「資產」。

在那個一般人都還弄不清楚B型肝炎帶原會有什麼危害的年代，1981～1991年間，衛生機關在肝炎防治上，即展現了行政機構難得一見的效率。這種行政效率，可從衛生署列出密密麻麻的肝炎防治行事曆，一窺堂奧。而這樣的效率，就算在今日號稱的「行動政府」，也難望其項背。

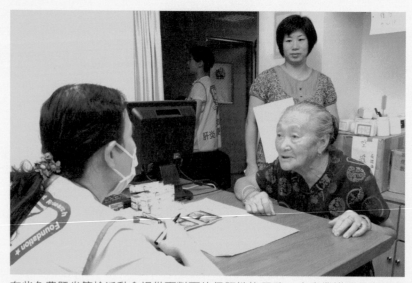

有些免費肝炎篩檢活動會提供面對面的保肝諮詢服務，由專業護理師為民眾講解檢查結果（圖片來源／肝病防治學術基金會）。

資訊中心奠定電腦化的基礎

為了加強對肝炎病患的追蹤，行政院也在當年要求衛生署儘速成立「肝炎患者資訊中心」，將病患資料建檔。但是，直到1982年，衛生署內不但沒有專業的電腦人員，就連電腦設備也只是與行政院主計處主機相連的終端機而已。為了成立「肝炎患者資訊中心」，只好向民間IBM公司免費「借貸」硬體設備，用來登錄醫院的肝病患者、公保體檢者、學生與軍人等資料，同時也登錄全國孕婦B肝篩檢結果，以及新生兒的預防接種情形。不但由此建立了完整的追蹤資料，也奠定日後衛生署推動電腦化的基礎。

時任衛生署疾病管制局副局長的許須美還記得，當年為了讓肝炎防治計畫從中央落實到地方，防疫處人員想盡辦法，要讓基層人員了解整個計畫的重要性，並認真執行。她以疫苗保存為例，B肝疫苗必須在低溫下貯存，溫度太高或太低都可能影響疫苗效價。但是，打開地方衛生所的冰箱，常見疫苗和青菜、肉品冰在一起，保存條件堪憂。她知道，不可能要求基層人員不把家用品放進公家冰箱，而且就算是要求，也未必有用。因此，決定由衛生署編列預算，為基層衛生所添購疫苗專用冰箱，不但要求工作人員記錄保存的溫度，還祭出「冰壞疫苗需罰錢」的策略，可謂恩威並施，目的都在提醒基層人員重

視肝炎防治計畫。所幸，第一線公衛人員也沒有讓國人失望，高達九成以上接種率的統計數字背後，正是基層人們不辭辛勞，一點一滴編織起來的綿密肝病防治網。

肝炎防治計畫為台灣創下多項「第一」的新紀錄，當時花蓮慈濟人文社會暨醫學大學副校長藍忠孚說，B型肝炎疫苗是第一個在台灣完成臨床試驗後，讓新生兒全面接種的疫苗。同時，台灣也是全球第一個將B肝疫苗納入常規接種的國家，之後更創造了全球第一個證實疫苗可預防癌症的研究典範。

參與專家的夢想

「我很榮幸參與此役，至少到目前為止，肝炎防治在台灣，算是打了一場漂亮的勝仗。希望台灣到了第二代、第三代以後，可以完全脫離B型肝炎的陰影，真正和『國病』說再見！」陳定信對B肝防治的期望，可謂既深且遠。

陳建仁也曾以「我有一個夢」，來形容他對台灣根除B型肝炎病毒威脅的期待。他認為，B型肝炎病毒和小兒麻痺病毒一樣，都是以人類為唯一的宿主，均有疫苗可預防，要根除並非不可能。台灣既已和小兒麻痺說再見，談根除B肝，有何不可？缺乏的只是決心。

另外，由於B型肝炎疫苗全面接種，使得必須藉助B肝病

毒「外套」才能造出具有傳染力的D肝病毒，威脅性也隨之大減。至於A型肝炎，雖有疫苗可預防，但並未列入全面接種計畫，仍有潛在的流行危險。好在A肝經由口腔傳入，雖然少數感染者可能引發猛爆性肝炎，死亡率不低，但除了打疫苗，只要加強環境衛生、全面鋪設自來水管道及抽水馬桶（避免糞水污染飲用水）、注意飲食衛生，並監測境外移入個案或外籍勞工的感染狀況，即可大幅減低A肝感染風險。

　　至於C型肝炎，傳染途徑和B肝相同，均是透過血液、體液傳染。據統計，國內約有30萬名C型肝炎患者。C肝雖然尚無疫苗可預防，不過，台灣為了防治B肝，對於捐血、不當注射或共用針頭等醫療性感染，均列入防治範圍，也等於杜絕了

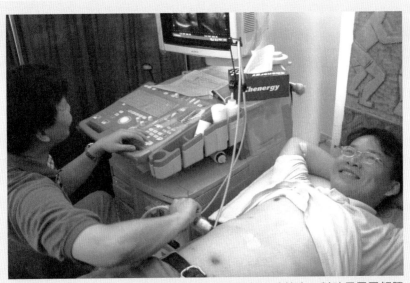

免費肝病篩檢活動是由專業醫師替民眾做腹部超音波檢查，幫助民眾了解肝臟健康狀況（圖片來源／台灣肝臟學術文教基金會）。

C肝傳播的管道，使C肝不至於如B肝一般，對國人健康造成重大威脅。不過，為了持續監測國內肝炎疫情，陳建仁仍建議，應持續運作急性肝炎的通報系統，並定期進行國人血清流行病學調查，監測國人肝炎病毒抗體情形，隨時注意肝炎感染率的變化，以及時擬訂對策。

陳定信的看法是，要根除B肝並非不可能，但由於B肝病毒可能嵌入DNA染色體中，且約有0.2～0.3％的機率造成子宮內感染，要談根除，確實不容易。他說，B肝病毒的變異株只發生在少數個案身上，並不會對肝炎防治構成威脅。他期待未來的衛生決策者，仍能深謀遠慮，維持這份得來不易的成果，雖然肝炎防治須耐心等上10至20年才看得到成果，但相關決策者不會在急功近利心態下，將預算挪到其他立即見效的政策，才能確保肝炎防治工作能夠永續。

陳定信指出，像肝炎防治這種大規模的計畫，必須由中央到地方全體配合，接種經費由中央補助三分之二，地方補助三分之一。20餘年前，宜蘭、臺中等地方政府曾傳出不願再付錢補助B肝疫苗接種計畫的風波，讓執行小組為之捏把冷汗。幸好，李國鼎立即寫信說服這些地方父母官，才讓風波平息。如今，放眼政壇，還有誰能為國民健康出面據理力爭，以理服人呢？

全球矚目的公衛成就

　　台灣是全球第一個實施全國性B肝疫苗接種計畫的國家，也開創了用疫苗預防癌症的新頁。肝炎防治的成績，已為台灣這個小島創造出「經濟奇蹟」以外，另一項「衛生保健奇蹟」，肝炎相關論文在全球被引用的次數，也名列前茅。

　　涂醒哲說，1997年，台灣醫界人士首度組團到位於瑞士日內瓦的世界衛生大會（WHA）會場外，宣達台灣加入世界衛生組織（WHO）理念時，雖然台灣因非WHO會員而不得其門而入，但當時大會中播放的，卻是台灣肝炎防治的成績。這場由國人發起的「肝炎聖戰」，雖然戰爭尚未終結，但是所有投入者的心血、遠見及勇氣，卻足以超越國際現實、政治壓力，成為不容抹殺的公衛成就。

全民健康保險

台灣最大社會工程
具體實現公平正義

張耀懋

每每有人問葉金川：「台灣的全民健保好不好？」他必然理直氣壯地回答：「如果不好，為什麼世界上國力最強的美國、公認健保制度最好的加拿大，當地的台僑人人都要保有一張台灣健保卡才安心？」

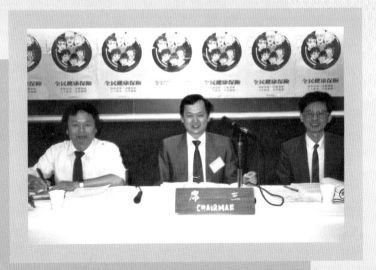

1990年全民健保規劃報告研討會，左起依序是楊志良、葉金川、江東亮（圖片來源／陳拱北預防醫學基金會）。

到底台灣的健保有多好？好在哪裡？答案是：「俗擱大碗，保費便宜，給付項目多，品質也不差。」

旅居溫哥華的台灣華僑，通常除了加拿大當地的健保卡外，還必備台灣的全民健保卡，一發現有個什麼大毛病，便跑回台灣就醫、安排手術。這種情形常令人不解的是，加拿大的健康保險制度不是全世界公認最好的嗎？何以僑民反而對台灣的健保如此倚賴？不僅如此，連從美國返台的僑民，碰到時任健保局首位總經理葉金川時，也常聊起：當地台僑都想盡辦法要弄到一張台灣的全民健保卡。理由無他，美國很多台僑買不起昂貴的健保，而加拿大看病不方便，生病了，當然回台灣來看病，醫療費加上來回機票和住宿費用，算算還是划得來。

全民健保是一項社會制度的大工程，當然不是一蹴可幾。早在1986年，當時行政院院長俞國華，在立法院接受質詢時首度宣示，政府將以2000年為開辦全民健保的目標年，並指示行政院經濟建設委員會隨即展開全民健保的規劃。

規劃七年、立法一年、三天上路

1989年，在當時輿論、民意代表的壓力及民眾熱切期盼下，俞國華院長再度允諾，將全民健保提前5年，也就是在1995年開辦。經建會亦已於1988年，邀集國內公共衛生學者

楊志良、江東亮、吳凱勳三位教授成立「全民健康保險計畫專案工作小組」，並於1999年聘請哈佛大學教授蕭慶倫，回台擔任健保規劃小組的總顧問，中央研究院經濟研究所研究員羅紀瓊、保險精算師林博士，也加入顧問行列，踏出台灣全民健保的第一步。此一階段稱為「第一期規劃」。

1990年6月，行政院長郝伯村聽取經建會全民健康保險規劃小組的簡報，便裁示在「不浪費、不虧損」原則下，將全民健保開辦時程再提前1年，於1994年起跑。1993年2月，連戰繼郝柏村之後，就任行政院院長，上台尚未滿月，3月24日聽取衛生署全民健保規劃進度報告時再度宣示：將如期兌現這項攸關社會安全制度的政策支票。

歷任行政院長能一再宣示提前開辦全民健康保險，並非無中生有，主要仍在於公、勞、農保及其眷屬保險的既有基礎，再逐步擴充而成。早在1950年，政府已開辦勞保照顧勞工，並且逐步納入各行業為保險對象，最後並擴大至勞工配偶、子女。因此，1995年3月全民健保開辦前，勞保被保險人口已達800萬餘人，幾乎占當時全台人口的45％。

公保方面，1958年政府即開辦公務人員保險。1985年，農民健康保險試辦，4年後全面實施。1990年，開辦低收入戶保險，民間稱之為「福保」。從勞保、勞保眷保、公保、農保，再加上福保、軍人保險、軍眷保險、榮民保險等，總計在全民

健保開辦前，台灣已經有13種與健保相關的制度，全台已有1,000萬人以上被納入各種不同的社會保險，納保率近55%。

健保開辦前，近一半的民眾未納保

不論公、勞、農保，都是以就業人口為納保對象，不過，仍然有45%的人在健康保險屏障之外，包括14歲以下的兒童、60歲以上的老年人、未就業的家庭主婦等，這些原是最需要醫療照護的老弱婦孺，國家的健保制度竟無法提供保障。基於社會正義的立場，這是何等的不公平？這也是歷任行政院長將全民健保開辦時間表一再提前的最主要原因。連戰在《遇見百分百的連戰》一書中提及，他對國民黨及閣員再三表示對全民健保的堅持：「實施全民健保是前幾任行政院長留下來的承諾……更重要的是，我們對不起等待這項重要政策多年，尚未納入醫療保險體系的900萬民眾。」這段話說明了全民健保開辦的迫切，是為了早日實踐社會公平正義。

各類保險早已虧損累累

從另一個角度來看，全民健保也不得不提前開辦。其理由是13種社會保險的虧損，確實已到了相當嚴重的地步。根據精

算結果，1985年，勞保精算費率早該調到13.4％，但是勞保實收費率卻一直維持在7％。又如1992年，農保的經算費率應達13.41％，但是政府為顧及農民的經濟負擔，實收費率也維持在6.8％的低水準。

同樣情況也發生在公保。據估算，1992年公保的經算費率應為11.87％，但是實收費率僅為9％。各類保險費率不足，當然造成虧損累累。

全民健保開辦前，累計公保虧損已達301億元，農保從1989年全面開辦到1994年底止，累計虧損已達300億；若1995年全民健保仍未開辦，估計農保一年虧損即可高達180億。政府負擔之重，令人咋舌。

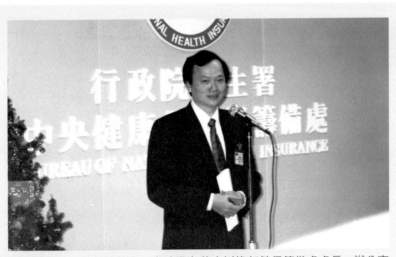

1993年底成立健保籌備處，當時發布葉金川擔任健保籌備處處長，辦公室設在現在的健保大樓三樓。籌備處成立當天，辦公室空蕩蕩的，還沒有員工，一切都是從零開始（圖片來源／葉金川教授）。

相較之下，勞保幸運多了，在帳面上並未出現虧損。不過，這是勞保「挖東牆、補西牆」所呈現的表面假象。因為當時加保的勞工，仍值壯年，未達退休年齡，勞保局將充裕的老年給付準備基金，挪作醫療給付，彌補了赤字。如果純粹計算潛在虧損，即計入勞工退休金部分，勞保負債其實已高達1,047億元。

若及時開辦全民健保，讓全民一起繳保費，這些問題或許有解決的一天。如果不開辦，公、勞、農保這三大類保險的財務問題，勢必將如雪球般愈滾愈大。於是政府不得不開辦全民健保，促使虧損問題儘早解決。

全民健保規劃者之一、時任台大公共衛生學院教授的楊志良表示，在進行第一期規劃時，原期望先讓公、勞、農保健全起來，再逐步往外擴充，依次將被保險人的配偶、父母、子女分4年逐步納入健保體系，最終擴及全民。不過，公、勞、農保的修法進度一再延誤，未能配合，這些「盤算」均未能如願。直到1994年7月21日，《全民健康保險法》好不容易經立法院三讀通過，迫於當時形勢，健保只好將未納保的900萬人口一舉納入，可謂我國在廿世紀公共政策上的一大創舉。

首任中央健保局總經理葉金川曾形容，當時全民健保上路的情況是「七年規劃，一年立法，三天上路」。怎麼說呢？全民健保從1986年開始，歷經三任行政院長、經建會與衛生署的

二期規劃，到1993年5月，法案才送進立法院審查。到了1994年，由當時行政院副院長徐立德親自坐鎮立法院近1個月，《全民健康保險法》才能如期通過。《全民健康保險法》通過後，全民健保就能生效嗎？葉金川說：「這就好比有了車子，沒有司機，如何上路？」

好不容易立法院三讀通過《中央健康保險局組織條例》，並於1994年12月29日經總統公告生效，中央健康保險局終於趕在1995年元旦，由前行政院院長連戰及前立法院院長劉松藩共同掛牌，正式展開作業。

修法延宕，開辦作業拉警報

健保一開張，問題接踵而來。當時的衛生署署長張博雅指出，健保的業務是將勞、農保險體系裡面，有關醫療保險的部分切割出來，由衛生署來執行，因此，勞、農保條例勢必也要配合修正相關條文，將條例中的醫療與現金給付分開，健保才能「名正言順」。但是，直到1995年2月25日，立法院仍未通過勞、農保條例相關條文修正案。在缺乏足夠、正當的法源依據之下，健保運作便一籌莫展。她說，「當天已是星期六，早上11點，我帶領當時的總經理葉金川、副署長石曜堂，及楊漢處長，陪同當時的經建會主任委員郭婉容，到行政院拜會徐立

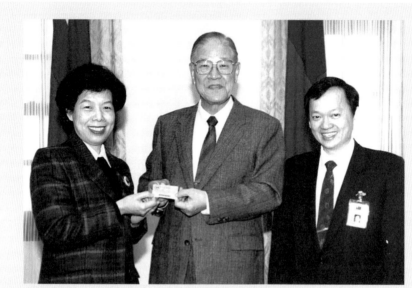

1995年1月，李登輝總統（中）接受由行政院衛生署署長張博雅（左）與中央健康保險局總經理葉金川（右）親送的中華民國第一張全民健康保險卡（圖片來源／葉金川教授）。

德副院長，並一起向連戰院長請示何時開辦全民健保，院長決定3月1日如期開辦。回到衛生署後，我立刻召集醫師公會、牙醫師公會、藥師公會等全聯會及各大醫學中心，緊急協商作業，並通令3月1日全面開辦全民健保」。

「當時，我和葉總經理與相關幕僚開了整整三天會，研商開辦事宜，並由我親自出面，爭取醫界支持。總算取得共識，3月1日如期上路。」張博雅回憶開辦前「拉警報」情況，至今仍捏了一把冷汗。

由於倉促上路，許多後勤作業尚未完備，很多民眾沒有健

保卡可用。衛生署緊急應變，請民眾拿身分證與工作單位開具的證明就醫。一時間，各公司行號不同的投保證明滿天飛，民眾拿著身分證及五花八門的投保證明就醫，蔚為奇觀。也由於新制上路，民眾的疑問如排山倒海而來，諮詢電話全湧進中央健保局，一度還癱瘓了健保局附近的電訊網路，而各醫院分別動員義工，在醫療院所現場為民眾解惑，每家醫院像菜市場般，場面壯觀。後來醫界戲稱此為「健保二二八事件」。健保局更發揮了前所未有的超高行政效率，在3天之內，讓全國醫療院所都成了健保特約醫院，也由此邁入全民健保的新紀元。

滿意度最高的公共政策

　　健保開辦後的2個月裡，各界質疑、批評聲浪不斷。當初匆匆上路，對民眾的教育宣導不是尚未開始，就是做得不夠，導致民眾對許多相關規定、電腦作業認知不足，怨聲四起。根據中國時報1995年5月24日所作的民意調查顯示，民眾對全民健保滿意度只有兩成多。行政院為挽回民眾對這項重大決策的信心，立即反映民意，將原來繁雜、最容易引發爭議的門診部分負擔制度簡化。該辦法是援引健保法第33條規定，「保險對象應自行負擔門診或急診費用的20％；但不經轉診，逕赴地區醫院門診者，應負擔30％；逕赴區域醫院門診者，應負擔

40％；逕赴醫學中心門診者，應負擔50％。」經兩度修正後簡化為：未經轉診，逕赴醫學中心門診者，自付150元，逕赴區域醫院門診者自付100元，逕赴地區醫院與診所自付50元，中醫、牙醫一律50元。急診部分，逕赴診所及地區醫院部分負擔150元，區域醫院部分負擔210元，醫學中心部分負擔420元。此外，還特意加強便民措施。好不容易半年後，民眾滿意和不滿意的比率總算拉近了。

過了2年，即1997年3月，民眾滿意度已爬升到近七成，之後一直維持在七成左右。這可說是近年來國內滿意度最高的公共政策。時任健保局資訊處經理李菱菱及承保處副理蔡淑鈴，回憶當時作業手忙腳亂的情況，難忘地表示：「1995年6月初，因為電腦及名冊仍然無法順利列印健保費的繳費單，大家怕收不到錢，弄得天下大亂，都很緊張。資訊處及承保處的同仁甚至將行軍床搬到電腦機房，不眠不休地加班、趕工。那時又碰上端午節3天連續假，葉總經理也陪我們在機房內整整過了3天，大家一心想把資訊系統弄好，儘早印出繳費單。直到6月中旬，我們才順利將繳費單寄出。」7月初，健保局開始陸續收到民眾繳的保費。結算下來，開辦首月，即1995年3月，收入為198億，而當月支出不到150億！大家這才鬆口氣，知道一切都上軌道了。

全民健保雖然關係到每一位民眾的權益，但多數人對此一

新上路的制度仍不甚了解，更別提相關的繁雜規定了。為了讓民眾在短期內瞭解全民健保，時任健保局副理巫敏生指出：「健保局打從籌備開始，各電視、電台找我們至節目中談健保的邀約不斷。通常只要有人來邀，我們從不缺席，一定派員到場開講，不論地上、地下電台，照上不誤，無畏於煙硝瀰漫，即使ICRT深夜節目，『主帥』葉總也親自披掛上陣。我個人就參加了400場，功勞不敢當，苦勞有一堆，疲勞也集一身。」

　　1995年9月，當大家看到民眾滿意度調查結果，滿意的比率首度超越不滿意比率，且仍逐月上揚，整個制度、方向似乎慢慢穩定下來，大家才放下心中那塊大石。

實現公平正義的社會制度

　　全民健保的開辦，可說是台灣光復以來最大的社會工程，也實現了現代國家對公平、正義社會的基本理念：

一、強制性全民納保原則

　　為達到公平、正義的目標，全民健保規劃之初，即要求全民強制納保。也就是不管年輕力壯、百病纏身，抑或是百萬富翁、一貧如洗的民眾，人人平等，皆具有參加全民健保的義務與權利。同時藉由全民參與，來共同分擔風險，避免「逆向選

擇」，亦即不生病的年輕人不加保，加保的都是有病的老弱婦孺現象。不過，這項原則在實施之初，曾發生過一段小插曲。當初，健保法草案送立法院審議時，該條文竟遭刪除。立法院最初通過的健保法版本，獨缺強制納保的規定。但缺了此一條文，健保的社會保險精神盡失。最後，只有靠當時的執政黨國民黨全力動員，立法院終於在下一會期，即同年10月增修《全民健保法》時，恢復了強制納保的規定。

然而，強制納保仍有爭議和質疑。有民眾認為，強制納保有限制人民自由、違憲之虞，而拒絕納保。最後還出動第472號大法官解釋，肯定全民健康保險法中強制納保的精神，是基於社會互助、危險分擔及公共利益之考量，並不違憲。這才為健保的全民強制納保規定真正解套。

二、實施醫療費用部分負擔制度

以前只有公保的眷屬在看病時，需自行負擔10%的藥費。全民健保實施後，規定民眾就醫時，都須自行支付一部分醫療費用，一方面藉此平衡健保財務，一方面也可收抑制浪費的效果。雖然也有許多人主張，不應以處罰民眾為手段，而且此舉可能抑制了真正的醫療需求。不過，參考歐美國家的經驗可以看出，完全免費的醫療制度，最容易誘使醫療需求無謂增加，造成浪費，因此，先進國家如德國、法國、瑞典及日本等國，

都有類似此自負額的設計。而為了避免高額醫療費用累積出大量的部分負擔，造成民眾就醫的經濟壓力，還對住院費用的部分負擔訂有最高額的限制。也就是說，自付金額達此一上限，只要付上限即可，超過上限部分，完全由保險負擔。目前此一限額設計，有單次就醫部分負擔上限，以及全年累計額度上限兩種。

三、課以醫療院所控制醫療支出責任

在公、勞、農保時期，保險人對醫療院所申請的給付，通常著重於價格的管控，反而促使醫療院所以服務量取勝，多做多賺，導致非必要性的醫療提供增加，嚴重浪費醫療資源。全民健保相繼規劃出合理門診量、論病例計酬，及總額預算支付等制度，即希望藉這些機制，同時控制醫療服務的量與價格，

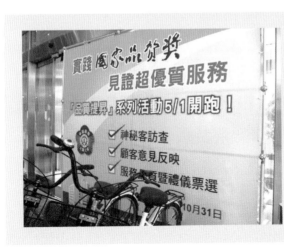

1997年，當時健保已施行2年，情況比較穩定，民眾滿意度也提升到七成，財務壓力也遠比預期中低很多，所以健保的重心逐漸由財務的平衡，轉向醫療品質的提升（圖片來源／葉金川教授）。

促使醫療費用合理成長。

　　健保實施初期，雖承襲了公、勞、農保「論量計酬」方式來支付醫療院所給付，不過，在門診報酬上，對超額的診療部分，則率先採取「合理門診量」措施，或稱「遞減式醫師報酬支付制度」；也就是設定醫師門診應有合理的一定人次限制，超過部分，則以打折支付。因此，醫師的門診報酬，並非隨著看病人數的增加而直線上升。診所的合理門診量措施，在健保一開辦即實施；而醫院門診合理量，則到2001年1月才上路。不過，須進一步探討的是，不論醫院、診所，合理門診量的限制，並未使兩者的門診量因此減少，即此一設計只達到部分抑制給付的目的，並未真正提升醫療品質。

　　另外，全民健保也規劃了「論病例計酬」制度，即每一疾病的醫療費用，以定額支付。在開辦初期，這項給付僅適用於自然生產與剖腹產二項，後來逐步增加到闌尾炎手術、白內障水晶體置換手術等50多項。這些給付設計的目的，都在節制醫療院所浮濫申報，也等於將部分醫療費用的控制責任，移轉到醫療院所身上。

　　此外，全民健保在第一期規劃中，即提出總額預算制度，希望藉以維持醫療費用的支出在合理範圍內。而且，全民健康保險法也明定，主管機關每年度應訂定醫療給付費用的總額。這些觀念與做法，都在限制醫療費用無止盡地飛漲。不過，總

額預算的設定與分配，牽涉層面極廣，也攸關整體醫療生態的發展。因此，健保法僅規定總額支付制度得分階段實施，施行日期則由主管機關訂定。

　　全民健保已於1998年7月1日推動牙科總額預算，初期採取鼓勵方式，以提高牙醫界配合的意願。經2年成果證實，醫療費用的成長率已能有效控制。2000年7月1日，健保再度推動中醫門診總額預算制。2001年1月1日，西醫總額支付制度上路，也分階段逐步推動。醫界雖心懷疑慮，也只能「且戰且走」，先配合實施，再靜觀其變。

四、社會保險為主，兼顧社會福利的色彩

　　健保費的繳交由雇主、被保險人與政府各負擔一部分，但低收入戶、榮民、原住民等弱勢團體，則由政府100%負擔。雖然被保險人須依納保的眷屬人數來繳交保費，不過，最高只須繳交5口眷屬的保費。後來各界反映，應考量多眷口家庭的負擔沉重，此一最高眷口數在1999年時調降為3口。

　　而在保費分擔比率上，無一定雇主的勞工，保費由政府負擔四成；有雇主的民眾，政府只負擔一成，但雇主必須負擔六成。一方面，是讓有勞動放入者由雇主來負擔，即由企業主共同履行社會責任。另一方面，政府對弱勢族群也須負起照顧責任，故承擔較大的財務責任。

五、雇主以平均眷口數分擔員工眷屬保費

由於眷屬保費是由被保險人與雇主共同分擔，為了避免雇主逃避責任，選擇無眷口的被保險人，使得眷屬多的勞工在就業時受到排擠，因此，健保的設計是以平均眷口數來計算保費，以避免多眷口勞工在勞動市場受到歧視。從這點也可以看出，健保制度具有濃厚社會正義的色彩。

六、以薪資多寡來計算保費

全民健保的保費是依據民眾經濟能力來計算，並非由被保險人罹病風險高低來決定，這也是社會保險與商業保險最大的不同。因此，社會上最需要健康保險的民眾，雖然就醫頻率較高，但無需因而繳交更多的保費。另外，所得愈高者，付的保險費愈高；所得較低者，付的保險費相對較少。至於中低收入戶，則可以透過社會救助與福利制度，由政府或其他社福單位補助保費。如此一來，全民健保也有部分「所得重分配」的效果。

七、健保財務獨立自主

全民健保係以「財務獨立」、「自給自主」及「自負盈虧」為原則，所有醫療支出來自保費收入。一旦健保安全準備金低於1個月的健保平均支出時，健保法中已賦予行政單位自

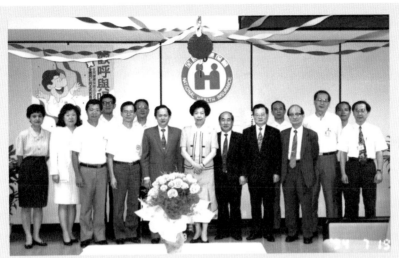

1994年7月19日，全民健康保險法立法通過，時任衛生署署長的張博雅前來與籌備處同仁共同慶祝。但當時健保法中強制納保的條款被刪除，必須馬上修法；所以，全民健康保險法剛通過、未實施，就要面臨修法（圖片來源／葉金川教授）。

行調整健保費率的權利。可惜，這項特殊設計當年在政治力干預下，一直無法發揮作用。費率在健保實施6年後，仍無法順利調升，健保虧損乃勢所必然；但究其原始設計，則有平衡財務的機制。

掃除就醫經濟障礙

全民健保從1995年3月上路以來，最大的成就是將原來享有社會保險的人口，從55%提升至今日的97%，幾乎已涵蓋全部台灣民眾在內，就掃除民眾就醫經濟障礙、提供基本醫療照

顧而言，這個目標已經達成。此外，健保不止在保障民眾基本就醫權利，也常主辦各種保健、衛教宣導活動，目的在教育民眾「健康自己來」。

有人問及：在全民健保大傘之外的3％人口呢？時任健保局台北分局經理戴桂英解釋，其實，97％是現有投保人口，但部分民眾會因離職、就業、待業間的「時差」，而中斷投保資格。不過這段期間，他們仍保有健保卡，經健保局追討，仍須補繳保費。若將追繳的保費折算投保人口比率，其實，投保率已達97％以上。其他實質3％未納保的民眾，一旦生病時加保，會被要求先補繳積欠的保費。譬如自開辦以來6年未繳費者，縱使補繳6年保險費，算下來，仍低於自付的醫療費用。以地區人口每月604元計算，最多只要補繳4萬3千多元左右；換句話說，他們仍保有實質上全民健保的權利，只是須補齊未繳的保險費。健保局曾發現，不少醫院寧可自行花錢，幫未納保的病患補繳保費，以申請健保給付的醫療費用，也不願意變成醫院呆帳。由此看來，絕大部分的民眾實質上已經獲得就醫保障。

各國健康照護制度比一比

世界衛生組織發表在2000年《全球衛生報告》（World

Health Report）中，評比了聯合國190多個會員國的健康照護制度。他們用健康水準、衛生統計、健康的分布是否公平、回應民眾需求的滿足是否足夠、財務負擔與社會正義的公平性，這5項指標進行綜合性考量與評估。

　　亞洲在這份報告中，除新加坡及日本之外，都排名50名以後。台灣因不是世界衛生組織會員國，因此未列名其上。不過，若以同一指標來評比當前台灣的健保制度，台灣的表現絕不亞於日本及新加坡。時任台灣大學公共衛生學院衛生政策管理研究所教授江東亮表示，如果以這5項指標來評比，台灣排名在20名內應無問題。這可說是全民健保實施6年多時，交出的漂亮成績單。

　　另外，曾參與全民健保第二期規劃的陽明大學衛生福利研究所副教授李玉春也指出，1999年英國經濟學者曾比較27個先進或新興工業國家發現，我國在健康指標、醫療保健支出、醫療資源供給，及醫療品質等方面的得分，名列第二，僅次於瑞典。此一國際肯定的醫療衛生成就，全民健保貢獻不小。

體檢全民健保

　　健保實施6年多時，最為人擔憂的是財務日漸惡化的問題，且已成了難以抹滅的事實。全民健保費率當時一直維持

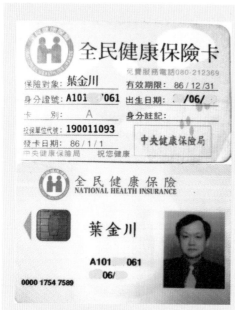

當初規劃全民健保時很理想化，研考會要求一開始就能刷卡就醫；實際上，施行的第一個月，是用身分證就醫；而第二月開始用紙卡；一直到健保開辦7年後，才開始用電子卡，這就是現實與理想的差異！（圖片來源／葉金川教授）

4.25％，這本來是根據精算所得，僅保持5年財務平衡必須採行的費率。而在健保開辦超過6年時，雖然醫療費用一再上漲，費率卻從未調整，當然使得健保財務搖搖欲墜。不過，話說回來，當年健保的財務現金調度上，雖有捉襟見肘之虞，事實上，健保局卻還擁有300億以上的債權，這些都是地方政府欠款或未繳的保費造成。當時健保局副總經理朱澤民表示，全民健保開辦前，勞保對醫療費用的支付已處於失控狀態，醫療保健支出占國內生產毛額（GDP）比率，從1990年的4.2％，增加到1994年的5％。而全民健保實施6年多時，這項比率一直維持在5.3～5.4％；換言之，整體財務及國家資源利用，均在中央健保局掌控之內。而造成當時2年健保單月虧損的原因，還是在於保費收入未成長，相對地，醫療支出增加幅度並未過於離譜。

醫療費用上漲的因素，包括人口老化、科技進步、醫療需求期望值提高等，原屬必然，健保局在這種上漲的壓力下，仍能合理控制醫療支出，已屬難得。當時江東亮指出，世界各先進國家醫療保健支出占國內生產毛額比率，除美國外，大都在10%以內。以1998年為例，美國為13.6%、德國為10.6%、法國9.5%、加拿大9.5%、日本7.6%、英國6.7%，而台灣僅5.4%。相形下，台灣的醫療費用支出仍屬合理。楊志良也表示，相較於1960～1980年代就已實施全民健康照護的各先進國，我國在控制醫療費用方面的表現，應優於他們。

2000年總統大選，讓台灣經歷了50年來首度政黨輪替。新政府上台以後，即指示衛生署籌組全民健保體檢小組，對全民健保制度進行評估、改造。2000年10月3日，陳水扁總統於接見醫師公會會員時表示，全民健保制度是否繼續施行，有待衛生署及醫療相關單位妥為檢討。這些檢討健保的聲浪，加上在立法院等待的全民健保法修法工程，都使得健保制度在上路6年時，面臨巨大的第二波改革壓力。各界力倡的健保改革方向，包括健保醫療儲蓄帳戶制、多元化經營制、論人保險制等，未來仍視在立法院角力後修法的結果而定。但無疑的是，台灣對健保仍須進一步研究，並審慎評估，與時俱進的調整出最適合台灣的健保制度。

要評估健保制度成功與否，一般採用下列幾項指標衡量：

1.普遍性原則：是否每個人都能享有健保？

2.保險費負擔的公平原則。

3.就醫的可近性與公平性。

4.對健保醫療服務的品質是否滿意？

5.整體效率是否能以最低成本，滿足民眾的需要？

前行政院副院長徐立德曾為文指出，從這些標準來檢視台灣的健保，「我們雖不敢自滿，但的確已做到許多，這也是未來繼續努力的目標。」他認為，健保制度最難克服的是人性的弱點，台灣的健保縱然有不甚周全的地方，如浪費過度、用藥過多，這些現象今後仍須透過適當的設計，加以規範，未來也可嘗試讓民眾自行組織，來運作全民健保，在自給自足的原則下，以永續經營為目標，以免健保財務拖垮財政，也影響其他經建、社會的發展。

各界協力合作，健保才能永續

追究健保的成敗，其實，政治力的不當干預，是造成全民健保財務窘困及資源濫用最重要的原因。因此，如何讓健保健全的運作？「遠離政治」幾乎是學者專家對健保改革的共識。

李玉春說：「把簡單的問題，變成複雜的政治問題，正是健保無法動彈的原因。」改革之道應落實支付制度改革

及「商議式民主決策模式」的建立，透過層層授權與分責（decentralization of power and responsibility），讓民眾、醫界與政府「協力合作」，共同分攤財務風險，並配合「健康優先」、「療效第一」觀念的建立，才能因應未來人口老化與醫療科技快速成長發展的挑戰。

　　楊志良也認為，健保改革之道在發揮民營精神，由人民當家做主，自己來決定要什麼樣的醫療保險。另外，也應讓醫界享有專業自主權，將「權」交給醫界，由他們自行訂定標準，並執行審查作業，也承擔財務及提高醫療品質的責任。這也就是首創社會健康保險的德國，健保制度可以持續100多年的精神所在。在體制上，江東亮認為，全民健保實施以來，確實改變了大眾的就醫行為，造成民眾看病次數愈來愈多，也促使醫療院所的競爭越來越激烈。未來台灣的全民健保應該從「購買醫療服務」進展到「購買健康」，而且「錢要花在刀口上」，才能徹底解決現行體制上的隱憂。

去看神仙小企鵝上岸歸巢

文／葉雅馨（大家健康雜誌總編輯暨董氏基金會心理衛生中心主任）

　　去年聖誕節前夕，葉金川董事長line給我許多篇文字檔，B肝防治、根除瘧疾、精神衛生、家庭計畫……，告訴我是二十年前出版的「發現台灣公衛行腳」的內文，書一直被使用著，曾經再刷，但隨著近代使用電子書閱讀，原庫存書也沒有了，乾脆就重新改版吧！他也安排了我們去找陳拱北預防醫學基金會的陳科成董事，說明改版的進度與做法。陳董事信任葉董事長，立刻表示贊成，並提供經費上的支援。那次也聊到葉董事長即將出版的書，原書名擬定為「退休，就是要做瘋狂的事！」但陳董事說：「（退休後上山下海）是很瘋狂……不過，膝關節開刀走路都很吃力了，怎麼瘋狂的起來啊？」因此，葉老大才把書名改成「退休，任性一點又何妨」。

　　任性的事情何止一樁，十六年前（2003）參加在墨爾本舉行的國際會議（World Federation for Mental Health Biennial Congress），會後坐很久的車，才到菲利普島，看到神仙小企鵝上岸歸巢……，當時好感動，也太震撼了！心想，有一天要

和家人一起來，並將它列入我的夢想清單裡，於是有了這本書出版前夕的墨爾本之行，和家人再次登陸菲利普島！

　　它是個自然生態保育區，太陽下山後，小企鵝成群的，陸續上岸回到他們的家。可愛的是，他們通常先一隻跟著浪上岸來探探路，如果覺得安全沒問題，會隨著浪捲滾回去，再上岸時則是一整群，通常是八、九、十隻一群上岸，等其他家人到齊，再列隊一起橫越海灘，回到山坡草叢各自的巢穴。但是也會看到，有可能是四、五隻或六隻，駐足在岸邊一直等著……一直等不到其他的家人（可能在海裡覓食罹難了、或游得太遠，遊不回來……），等了許久，只好列隊搖搖擺擺地走回家，因為明白還要餵養在家裡的企鵝寶寶……。

　　該保育區「嚴禁拍攝」，因為閃光燈會令小企鵝眼睛呈現半盲狀態，找不到回家的路，或受到驚嚇，把儲存在胃裡的食物全吐出來，這都會讓嗷嗷待哺的企鵝寶寶餓肚子，影響生存。

　　好友Grace去查證，為什麼神仙企鵝在海岸邊等同伴一起回

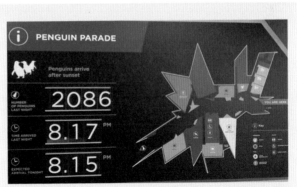

澳洲墨爾本菲利普島保育區的遊客中心，會公布每天小藍企鵝上岸的數量及時間（照片提供／文詩艷）。

家。有些人問導遊，他則說是因為需要「勇氣」，小藍企鵝相當膽小，會等待同伴一起上岸走回巢穴，一群一群的企鵝互相給予勇氣，往家的方向走。

對這些企鵝的了解及記錄，也才讓我們有機會看到牠們的下一代仍然健康的生活，及看到覓食後鼓鼓胖胖的小企鵝走好遠好遠的路……。

寫後記的同時，Netflix播「The Crown」第三季，打開電視，剛好看到1952年倫敦煙霧事件，發生的原因包括氣溫低、反氣旋、無風、以及大量燃燒煤炭……，產生的空氣污染，形成了大霧。之後估計約有12,000人死亡。該事件雖然沒讓首相邱吉爾下台，卻促使英國政府修改多項法規，包括1956年的清潔空氣法。或許這是公共衛生工作的宿命，往往必須有大量傷害的証據，才能提醒民眾及公部門……認清它的重要性。

這也是這本於二十年前，2001年3月出版的《發現台灣公衛行腳》一書的重要價值，具體記錄了一段段睿智、行動及毅力兼具的陳拱北前輩們在公共衛生努力的拓荒史。閱讀書中一篇篇公衛歷史的記載，非常佩服原撰文及整理的李淑娟總編輯和她的記者團隊們，不單詳實記載了事件的始末，也深刻的描述了當時候的現況：當地人也將烏腳病稱為「分屍病」，一旦被纏上，不只是殘廢終身，病患蒼茫、悲苦的呻吟，更讓人不禁有「人生至此，天道寧論」之歎。讓讀者除了明白事件，也

幾乎穿越歷史感同身受……，也因為有了他們的堅持與撰文，保留具有歷史意義的資料與回顧。

這次改版最難之處，是原書照片的解析度不夠，且希望增添更多更早的照片，所以花不少時間整理搜尋相關照片的出處，對照並去電相關的單位，發公文，徵得這些非常有歷史的照片之版權使用同意。另外，重新審訂時，為了保留當年十大計劃的史料紀錄，訪談的學者專家都維持了當年文稿撰寫時的原職稱，以避免閱讀時的時間錯亂感，並校正部分錯誤的資訊。

最後，感謝衛生福利部疾病管制署、張天鈞教授、台灣烏腳病醫療紀念館、陳拱北預防醫學基金會、台灣婦幼衛生協會、衛生福利部綜合規劃司、衛生福利部國民健康署、雲林縣褒忠鄉衛生所、衛生福利部桃園療養院、高雄市立凱旋醫院、臺北市立聯合醫院松德院區、衛生福利部心理及口腔健康司、台灣肝臟學術文教基金會、肝病防治學術基金會、葉金川董事長提供照片（依提供照片的篇章排序）。

董氏基金會《大家健康雜誌》出版品介紹

悅讀精選系列

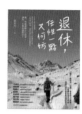

退休，任性一點又何妨
定價／380元　作者／葉金川

生命中最大的遺憾，常是人們沒有勇氣去過自己想過的生活。作者葉金川透過分享自身「從天涯玩到海角」的紀錄，以及與大自然為伍後的驚奇紀實，鼓勵讀者了解身心退化的歷程、醫療照護的現況和極限，及早規劃退休生活，才能當個身體硬朗的樂齡族，過得自在喜悅，享受精彩人生，沒有遺憾。

未來更幸福！退休前必修的12堂課
定價／380元　總編輯／葉雅馨　採訪整理／《大家健康》雜誌

這是一本全方位規畫退休準備的實用工具書。從身體的自我認知開始，思考如何儲備未來的健康能量，了解情緒管理、家庭關係及婚姻關係可能面臨的變化，學習維繫之道。教你懂得培養興趣、規劃旅遊。在身體照護上，訂好飲食計畫、預防骨鬆、肌少症及三高慢性疾病，還有了解長照福利、喘息服務及共居思考，協助你打理未來退休的財務管理。

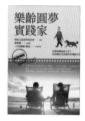

樂齡圓夢實踐家
定價／300元　總編輯／葉雅馨　採訪整理／《大家健康》雜誌

怎麼規劃退休人生？如何擁有充實愉快的樂齡生活？本書有多位退休圓夢的素人實踐家，以自己的經驗，分享精彩的生活。除此，不少人退休想安排休閒運動，但該如何動得健康？我們有醫師、專家提供最正確的健身知識，讓樂齡族動出活力！

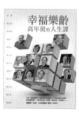

幸福樂齡：高年級的人生課
定價／380元　總編輯／葉雅馨　採訪整理／《大家健康》雜誌

人生，愈老愈有味！本書透過各界名人，包括：孫越、謝孟雄、黑幼龍、沈燕士、陶傳正、張金堅、楊志良、陳益世、林靜芸、葉金川、譚艾珍及陳焜耀等人物的精彩人生故事，分享自在生活、豐富生命、老而無憂及老而自得的人生思維。

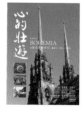

心的壯遊：從捷克波希米亞，觸動不一樣的人文風情
定價／380元　作者／謝孟雄

捷克，浪漫迷人的波希米亞風情，幾經歷史洗禮、文化淬鍊，造就今日擁有12處世界文化遺產。本書以攝影家的運鏡，文史家的宏觀，用「心」帶你看到布拉格的絕美、卡羅維瓦利迷人的溫泉景緻、克魯姆洛夫保留的世遺風貌，以及庫特納霍拉變化萬千的人骨教堂……

董氏基金會《大家健康雜誌》出版品介紹

悅讀精選系列

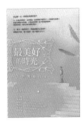

最美好的時光：人生無憾過日子
定價／380元　作者／葉金川

罹癌康復後的葉金川珍視眼前的每一刻，他知道有一天必須跟親友說再見，因而寫下了對生命的提醒：「人一生要活得精彩、走得帥氣，走的時候不要管子、不須維生治療；死後大體器官要捐贈，不要追思葬禮，也不要墓園墓碑；想我的時候，就到合歡北峰來看我。人一輩子，就該留下一些能感動自己的事！」

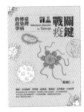

關鍵戰疫：台灣傳染病的故事
定價／380元　作者／張鴻仁

痢疾、小兒麻痺、登革熱、結核病、愛滋病、安非他命、SARS 等，都是臺灣近代重大的傳染病，對臺灣公共衛生的發展，亦有深遠的影響。作者希望讀者認識傳染病在臺灣發生和防治的一點一滴，要化身為福爾摩斯，一步步挖掘傳染病的真相，也希望讀者能學習前輩們為臺灣疫病防治所展現的智慧和能耐。

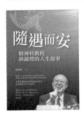

隨遇而安：精神科教授簡錦標的人生故事
定價／400元　作者／簡錦標

簡錦標教授是臺灣精神科醫學的權威，曾任臺北市立療養院院長、中華民國精神醫學會理事長，他的人生經歷臺灣近代史的滄桑轉變，從醫生涯就如近代精神醫學的發展演進！臺灣第一個精神官能症病友團體生活調適愛心會即為他所創立，也帶起臺灣團體治療的趨勢。本書從他的成長到罹癌的重生，敘說精彩的人生故事。書中呈現一個精神科醫師對生命的思考、人生的體悟，以及面對癌症的勇氣！

健康樂活系列

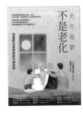

老年憂鬱不是老化：別讓藍色風暴遮蔽年邁旅程
定價／380元　採訪整理／《大家健康》雜誌

老年憂鬱症常被誤解為老化、失智，未及早就醫，易造成失能，甚至出現自殺行為。察覺身邊長者需要協助，給予正確的處置與陪伴，可避免憾事發生及享受樂齡生活。本書透過案例，提醒家屬陪伴時要注意的溝通技巧。此外，透過康復者的告白，也讓陪伴者懂得憂鬱者的心理需求，拉近照護的距離。

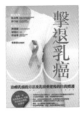

擊退乳癌：治療乳癌的方法及乳房重建後的自我照護
定價／280元　總編輯／葉雅馨　採訪整理／《大家健康》雜誌

本書對於乳癌的治療方法、是否切除乳房再重建的手術思考，以及如何做復健、保養，有鉅細靡遺的說明。除此，針對乳癌飲食的迷思、化療期間如何吃進營養，也提出實用建議。最後，在心理調適及家屬照護關心上，提供照護經驗、資源，給病友最溫暖的陪伴！

發現台灣公衛行腳　　十大公衛計劃紀實

編　　　　著／陳拱北預防醫學基金會
總　　策　　畫／葉金川

總　　編　　輯／葉雅馨
審　核　校　潤／陳質采、呂素美
執　行　編　輯／蔡睿縈、張郁梵、林潔女、彭琬鈴
採　訪　整　理／李淑娟、詹建富、張耀懋、林進修、林秀美、吳佩蓉、
　　　　　　　　　楊惠君、黃靜宜、何叔安、賴安琪、李玠芬、魏惠志、
　　　　　　　　　王小星、袁旅芳、吳麗怜、劉秀卿、朱昭美
封　面　設　計／比比司設計工作室
內　頁　排　版／陳品方

出　版　發　行／財團法人董氏基金會《大家健康》雜誌
發行人暨董事長／謝孟雄
執　　行　　長／姚思遠
地　　　　　址／臺北市復興北路57號12樓之3
服　務　電　話／02-27766133#252
傳　真　電　話／02-27522455、02-27513606
大家健康雜誌網址／http://www.healthforall.com.tw
大家健康雜誌粉絲團／https://www.facebook.com/healthforall1985

郵　政　劃　撥／07777755
戶　　　　　名／財團法人董氏基金會

總　　經　　銷／聯合發行股份有限公司
電　　　　　話／02-29178022#122
傳　　　　　真／02-29157212

法律顧問／首都國際法律事務所
印刷製版／緯峰印刷股份有限公司
版權所有‧翻印必究

出版日期／2019年12月3日第二版
定價／新臺幣350元
本書如有缺頁、裝訂錯誤、破損請寄回更換
歡迎團體訂購，另有專案優惠，請洽02-27766133#252

國家圖書館出版品預行編目(CIP)資料

發現台灣公衛行腳：十大公衛計劃紀實
／陳拱北預防醫學基金會, 董氏基金會大
家健康雜誌編著. -- 第二版. -- 臺北市：
董氏基金會<<大家健康>>雜誌, 2019.12
　面；　公分
ISBN 978-986-97750-4-5(平裝)
1.公共衛生史 2.臺灣

412.933　　　　　　　　　108019585